**Sylvette Guitard**

**Parler de la mort avec des personnes rendues au bout de leur vie**

Sylvette Guitard

# Parler de la mort avec des personnes rendues au bout de leur vie

L'expérience vécue d'infirmières en soins palliatifs

Presses Académiques Francophones

**Impressum / Mentions légales**
Bibliografische Information der Deutschen Nationalbibliothek: Die Deutsche Nationalbibliothek verzeichnet diese Publikation in der Deutschen Nationalbibliografie; detaillierte bibliografische Daten sind im Internet über http://dnb.d-nb.de abrufbar.
Alle in diesem Buch genannten Marken und Produktnamen unterliegen warenzeichen-, marken- oder patentrechtlichem Schutz bzw. sind Warenzeichen oder eingetragene Warenzeichen der jeweiligen Inhaber. Die Wiedergabe von Marken, Produktnamen, Gebrauchsnamen, Handelsnamen, Warenbezeichnungen u.s.w. in diesem Werk berechtigt auch ohne besondere Kennzeichnung nicht zu der Annahme, dass solche Namen im Sinne der Warenzeichen- und Markenschutzgesetzgebung als frei zu betrachten wären und daher von jedermann benutzt werden dürften.

Information bibliographique publiée par la Deutsche Nationalbibliothek: La Deutsche Nationalbibliothek inscrit cette publication à la Deutsche Nationalbibliografie; des données bibliographiques détaillées sont disponibles sur internet à l'adresse http://dnb.d-nb.de.
Toutes marques et noms de produits mentionnés dans ce livre demeurent sous la protection des marques, des marques déposées et des brevets, et sont des marques ou des marques déposées de leurs détenteurs respectifs. L'utilisation des marques, noms de produits, noms communs, noms commerciaux, descriptions de produits, etc, même sans qu'ils soient mentionnés de façon particulière dans ce livre ne signifie en aucune façon que ces noms peuvent être utilisés sans restriction à l'égard de la législation pour la protection des marques et des marques déposées et pourraient donc être utilisés par quiconque.

Coverbild / Photo de couverture: www.ingimage.com

Verlag / Editeur:
Presses Académiques Francophones
ist ein Imprint der / est une marque déposée de
OmniScriptum GmbH & Co. KG
Heinrich-Böcking-Str. 6-8, 66121 Saarbrücken, Deutschland / Allemagne
Email: info@presses-academiques.com

Herstellung: siehe letzte Seite /
Impression: voir la dernière page
**ISBN: 978-3-8416-2336-2**

LE PHÉNOMÈNE DE LA PRATIQUE DE LA COMMUNICATION EN LIEN
AVEC LE MOURIR AUPRÈS DE PERSONNES EN FIN DE VIE :
L'EXPÉRIENCE VÉCUE
D'INFIRMIÈRES EN SOINS PALLIATIFS HOSPITALIERS


THÈSE PRÉSENTÉE À LA FACULTÉ DES ÉTUDES SUPÉRIEURES
ET DE LA RECHERCHE EN VUE DE L'OBTENTION DE
LA MAÎTRISE EN SCIENCE INFIRMIÈRE


SYLVETTE GUITARD


FACULTÉ DES SCIENCES DE LA SANTÉ ET
DES SERVICES COMMUNAUTAIRES
ÉCOLE DE SCIENCE INFIRMIÈRE
UNIVERSITÉ DE MONCTON


Octobre 2012

# LE PHÉNOMÈNE DE LA PRATIQUE DE LA COMMUNICATION EN LIEN AVEC LE MOURIR AUPRÈS DE PERSONNES EN FIN DE VIE : L'EXPÉRIENCE VÉCUE D'INFIRMIÈRES EN SOINS PALLIATIFS HOSPITALIERS

## Membres du jury d'évaluation de la thèse

| | |
|---|---|
| **Suzanne Harrison, inf. Ph.D.**<br>Présidente du jury | *Professeure agrégée*<br>École de science infirmière (ÉSI)<br>Faculté des sciences de la santé et des services communautaires<br>Université de Moncton<br>Campus de Moncton (UMCM) |
| **Anne Charron, inf. Ph.D.**<br>Directrice de thèse | *Professeure titulaire*<br>Secteur science infirmière (SSI)<br>Université de Moncton<br>Campus d'Edmundston (UMCE) |
| **Pierre Godbout, inf., Ph.D.**<br>Membre du jury | *Directeur de l'ÉSI et professeur adjoint*<br>École de science infirmière (ÉSI)<br>Faculté des sciences de la santé et des services communautaires<br>Université de Moncton<br>Campus de Moncton (UMCM) |
| **Mélanie Vachon, prof., Ph.D.**<br>Examinatrice externe | *Professeure*<br>Département de psychologie<br>Faculté des sciences humaines<br>Université du Québec à Montréal (UQÀM) |

Dédicace

À mon conjoint Éric qui a été là pour moi, par sa patience et ses mots d'encouragement. À mes parents et mes sœurs qui ont cru en moi tout au long de l'élaboration de ce beau projet. À ma grand-mère Guitard qui est décédée d'un cancer lors de la rédaction des derniers chapitres. Aux chères infirmières qui ont partagé leur expérience vécue pour la réalisation de cette étude.

C'est à vous que je dédie cette thèse!

Remerciements

Je désire remercier sincèrement ma directrice de thèse, Madame Anne Charron, Ph.D., professeure titulaire au secteur science infirmière de l'Université de Moncton, campus d'Edmundston pour son soutien, sa patience et ses précieux conseils. Certes, le partage de son expertise en recherche et en écriture m'ont permis de mener à terme ce beau projet de thèse.

J'offre également mes remerciements à Madame Norma Nadeau, infirmière gestionnaire à l'unité des soins prolongés et des soins palliatifs de l'Hôpital régional d'Edmundston, de m'avoir accordé sa permission pour réaliser cette étude auprès des infirmières en soins palliatifs. Son ouverture et son intérêt pour ma recherche fut grandement appréciés.

Je serai toujours reconnaissante envers les infirmières qui ont partagé leur expérience de communication auprès des personnes en fin de vie. Merci pour votre confiance et votre disponibilité. L'expérience de la collecte des données fut très enrichissante grâce à vous.

Je désire également exprimer ma gratitude à mon employeur, l'Université de Moncton, campus d'Edmundston, de m'avoir accordé du temps et des fonds afin de me permettre d'effectuer mes études de maîtrise. Ce fut très apprécié!

Je remercie également tous les professeurs qui ont su partager leurs savoirs lors de mes études de maîtrise. Un merci très spécial à Mme Gemma Gallant, Ph.D., professeure titulaire à l'École de science infirmière de l'Université de Moncton, campus de Moncton. Sa grande compréhension, sa flexibilité et sa patience m'ont permis de continuer mes études de maîtrise, même à un moment plus sombre de ma vie. Merci à Pierre Godbout et à Ann Rhéaume, professeurs de l'Université de Moncton, campus de Moncton, de m'avoir bien guidée, tout particulièrement lors de mon séminaire de recherche.

Finalement, je m'en voudrais d'oublier de remercier mes amis et mes collègues de travail pour leur soutien. Merci à ma famille pour vos mots d'encouragements et votre grande écoute lors des moments difficiles. Sans vous, je n'aurais pu terminer ce travail laborieux. Merci à mes chats de m'avoir accompagnée pendant mes nombreuses heures de travail à me faire des câlins ainsi que de belles siestes sur mes documents. Enfin, je remercie mon conjoint du fond du cœur de m'avoir donné de la force, de l'espoir et de m'avoir fait rire lorsque j'avais envie de pleurer.

Sommaire

La société actuelle laisse sous-entendre que les infirmières en soins palliatifs sont mieux outillées pour parler du mourir, étant donné qu'elles côtoient quotidiennement des personnes en fin de vie. Cependant, la communication en lien avec la finitude auprès d'une personne rendue au bout de sa vie est délicate et ardue pour la plupart des infirmières, car elles ne peuvent pas toujours trouver les bons mots au bon moment. En conséquence, un silence inconfortable peut s'installer. La présente étude phénoménologique descriptive et interprétative a pour but de mieux comprendre l'expérience vécue d'infirmières en soins palliatifs hospitaliers de parler de la mort avec des personnes en fin de vie. Dans un domaine aussi vaste que la science de la communication, il n'a pas été jugé pertinent d'adopter un cadre conceptuel en bonne et due forme. Des principes axés sur la pratique de la communication, ainsi que des présupposés sont cependant émis à titre de "toile de fond" et ont servi de prémisses lors de l'utilisation de la méthodologie qualitative phénoménologique descriptive et interprétative. Des entrevues ont été faites auprès de huit infirmières œuvrant en milieu de soins palliatifs hospitaliers. Les participantes ont été recrutées à l'unité de soins palliatifs de l'Hôpital régional d'Edmundston qui fait partie du Réseau de santé Vitalité - Zone 4 (RSV-Z4). L'analyse interprétative phénoménologique de Smith et Osborn (2003) a été choisie pour traiter les données.

À la suite de l'analyse du verbatim des participantes, il a été possible de dégager cinq thèmes qui caractérisent l'expérience vécue des infirmières de parler de la mort avec des personnes en fin de vie. De plus, sous chaque thème se retrouve des sous-thèmes qui émergent du verbatim des infirmières. Tout d'abord, le premier grand thème s'intitule *"les paroles ne suffisent pas toujours"* et comprend le sous-thème suivant : *petits gestes iront loin : toucher, s'asseoir, écouter, soigner dans le respect, le calme et l'honnêteté.* Vient ensuite le deuxième thème qui se nomme *"parler de la mort : un voyage éprouvant au cœur d'un sujet sensible et délicat"* et qui englobe quelques sous-thèmes : *« y a pas de mots pour en parler »*; *peur de blesser en abordant la finitude*; *suivre son instinct/intuition (sixième sens)*; *la famille : à la fois aidante et exigeante.* Le troisième thème *"apprivoiser le mourir pour mieux en parler"* comporte le sous-thème suivant : *attendre l'invitation du patient pour franchir la porte du chemin de la finitude (tout en laissant savoir : « Je suis là »).* Puis le thème suivant qui s'intitule *"**manque de temps "réel" pour parler de la finitude**"* réunis plusieurs sous-thèmes : *surcharge de travail et manque d'effectifs*; *« il faut avoir le temps pour parler de la mort »*; *l'occasion fait le larron : saisir ou créer l'opportunité de communiquer, peu importe la situation.* Le cinquième thème *"**choisir les bons mots pour bien accompagner en fin de vie**"* regroupe quelques sous-thèmes : *un apprentissage à vie*; *un rôle partagé*; *à chacun sa façon de faire pour communiquer en fin de vie.* En dernier lieu, les résultats ont amené la chercheure à émettre des recommandations à l'égard de la formation, de la pratique, de la gestion et de la recherche.

Mots-clés : communication, soins palliatifs, infirmières, personnes en fin de vie, mourir, mort

# Table des matières

# Liste des tableaux

Introduction

Les soins palliatifs se définissent comme une approche de soins holiste dédiée aux personnes de tous âges atteintes d'une maladie terminale (Organisation mondiale de la santé, 2011; Santé Canada, 2009). Selon l'Association canadienne des soins palliatifs (ACSP) (2007), plus de 248 000 canadiens meurent chaque année des suites d'une maladie terminale. À cet égard, des programmes de soins palliatifs existent afin de permettre à ces personnes d'être davantage en contrôle de leur vie et de gérer de manière plus efficace leur douleur ainsi que leurs symptômes (ACSP, 2007). Les soins palliatifs sont prodigués par des professionnels de la santé qui veillent au confort et à la dignité des personnes mourantes afin de leur offrir un tant soit peu une qualité de vie qui soit acceptable à leurs yeux.

Nombreuses sont les recherches qui ont été effectuées afin de déceler les besoins d'apprentissage prioritaires chez les infirmières en soins palliatifs. D'ailleurs, plusieurs chercheurs s'allient vers le constat que la communication en fin de vie est un besoin en tête de liste. Quelques recherches quantitatives soulignent que les infirmières éprouvent des difficultés à communiquer, particulièrement au sujet de la mort, avec des personnes en fin de vie. À ce jour, très peu d'études ont documenté l'expérience vécue d'infirmières à l'égard de leur communication en lien avec le mourir auprès de personnes dans un contexte de fin de vie.

La présente étude phénoménologique descriptive et interprétative s'est penchée sur l'expérience vécue d'infirmières de communiquer au sujet de la finitude avec des personnes en fin de vie, et ce, dans une unité de soins palliatifs en milieu hospitalier. Le chapitre premier expose la problématique, ainsi que le but de l'étude et la question de recherche. Le deuxième chapitre présente la recension des écrits, de même que les principes qui sous-tendent l'étude. Quant au troisième chapitre, il dresse la méthodologie choisie. Le quatrième chapitre présente les résultats de l'étude, tandis que l'interprétation et la discussion des résultats sont réunies dans le cinquième chapitre. Finalement, la conclusion et les recommandations pour la formation, la pratique, la gestion et la recherche en science infirmière sont émises.

Chapitre I

Problème de recherche

La société actuelle laisse sous-entendre que la mort est un échec à la vie au lieu de faire partie de la vie en soi (Buckman, 2005). La personne en fin de vie, en étant mourante, ressort des normes sociales occidentales qui préconisent la vitalité et la performance. Le caractère inéluctable de la mort demeure imprégné d'un tabou renforcé par l'institutionnalisation et la lutte agressive contre la maladie par la médecine moderne qui veut la guérison à tout prix. Force est bien de constater que la finitude fait peur (Zerwekh, 2010). Par conséquent, la personne mourante se sent souvent isolée de sa famille et de ses amis dans un moment où elle a, plus que jamais, besoin de leur amour et de leur soutien. Les proches qui entourent la personne qui va mourir sont peu outillés pour accompagner l'être cher dans son cheminement vers la mort. Ils se sentent impuissants, autant en paroles qu'en gestes, et ils préfèrent souvent se retirer pour laisser la place aux professionnels de la santé (Buckman, 2005).

Plusieurs professionnels de la santé ressentent eux aussi de l'inconfort lorsqu'ils sont en présence de personnes rendues au bout de leur vie. Suite à l'annonce d'une mauvaise nouvelle reliée à l'état de santé, les personnes en fin de vie ont tendance à ne pas trop poser de questions, les professionnels de la santé préfèrent ne pas se faire poser de questions et les familles sont souvent réticentes à parler ouvertement de la mort. En conséquence, un silence inconfortable s'installe. Ce malaise engendre, chez les personnes soignées, une souffrance psychologique, de la culpabilité et de l'insatisfaction à l'égard de leur cheminement vers la mort (Rio-Valle et al., 2009).

La société croit souvent, à tort, que les infirmières en soins palliatifs sont mieux armées à l'égard de la finitude, étant donné leur côtoiement quotidien avec celle-ci. La communication en lien avec le mourir auprès de la personne en fin de vie est difficile pour la majorité des infirmières. En effet, elles appréhendent l'entrée dans la chambre du patient, par crainte de ne pas agir adéquatement mais surtout de ne pouvoir trouver les bonnes paroles au bon moment (Buckman, 2005).

Johnston et Smith (2006) précisent que la personne en fin de vie perçoit la communication avec l'infirmière comme étant une composante essentielle de ses soins. Certes, le fait de pouvoir créer une « connexion » avec l'infirmière afin de se faire écouter, de se faire connaître, d'avoir de l'attention et de lui parler de la mort est de la première importance pour la personne mourante. De plus, ces mêmes auteurs mentionnent que les habiletés interpersonnelles de l'infirmière à communiquer ainsi que sa chaleur, sa compassion et son authenticité sont des qualités importantes afin de prodiguer un soin empreint d'empathie à la personne en fin de vie. Les soins dispensés par l'infirmière en milieu palliatif sont centrés sur la personne soignée dans le but de promouvoir son bien-être physique et psychologique tout en lui permettant de conserver sa dignité dans la mort. La personne soignée verbalise que les soins physiques en fin de vie sont excellents en général. Selon Rogers, Karlsen et Addington-Hall (2000), les difficultés se manifestent lorsque la facette humaniste de l'infirmière devient trop sollicitée. Notamment, ils soulignent que l'infirmière devient alors une technicienne de soins et qu'elle s'éloigne des notions du soin holiste de la personne, c'est-à-dire, elle manifeste un certain désengagement professionnel pour sa protection psychologique.

Clarke et Ross (2006) affirment que l'infirmière est l'intervenante de première ligne auprès des personnes en fin de vie. Elle se retrouve au premier plan pour parler de la cinquième saison de la vie avec ce type de clientèle, car elle est au chevet 24 heures sur 24 et sept jours sur sept. Elle est bien positionnée pour accompagner les patients dans leur détresse existentielle. Parallèlement, certains auteurs soutiennent que les soins en fin de vie sont très individualisés à chaque personne soignée (Steinhauser, et al., 2000b). Pour atteindre un soin optimal, il faut impliquer la personne soignée dans le processus décisionnel à l'égard de sa santé et utiliser une communication efficace afin de s'enquérir de ses valeurs et de ses préférences face à la mort éventuelle (Steinhauser et al., 2000b). D'après l'étude de McIlfatrick (2006), les personnes en fin de vie soulignent que la communication, la coordination et la continuité des soins doivent être améliorées pour leur assurer une meilleure qualité de soins.

Toutefois, selon une étude effectuée sur les moyens utilisés pour répondre aux besoins des personnes en fin de vie, seulement 11% des infirmières affirment se sentir bien formées et préparées pour parler de la mort (Ferrell, Virani, Grant, Coyne & Uman, 2000). D'ailleurs, les infirmières se sentent très à l'aise à dispenser des soins physiques, or elles éprouvent des difficultés à prodiguer des soins spirituels et à répondre aux besoins psychosociaux en lien avec le mourir (Vachon, 2010).

D'une part, plusieurs auteurs s'allient vers le constat que la communication est un besoin d'apprentissage prioritaire chez les infirmières en soins palliatifs (Fillion, Fortier & Goupil, 2005; O'Hara, Byron & Moriarty, 2007; Warise & Green, 2008). D'autre part, Eues (2007) précise que la communication à mots couverts entre l'infirmière et la personne soignée est la principale barrière pour prodiguer des soins de qualité en fin de vie.

Une communication insatisfaisante avec les professionnels de la santé est une source de stress chez la famille. Les infirmières ont témoigné se sentir impuissantes lorsque vient le temps de parler de la mort éventuelle d'un être cher avec la famille, en raison de mésententes familiales et de conflits culturels, entre autres. Elles se sentent souvent coincées entre le médecin et la famille, car la famille n'est pas toujours d'accord avec les décisions prises par le médecin. Pour remédier à ce malaise, elles ont tendance à éviter les discussions avec les membres de la famille (Davis, Kristjanson & Blight, 2003). À cet égard, Clarke et Ross (2006) soutiennent que les infirmières en soins palliatifs reconnaissent l'importance de la communication avec la personne soignée et sa famille, mais qu'elles se retrouvent hors de leur zone de confort quand vient le temps de parler de la mort et que davantage de soutien pour apprendre à répondre à ce besoin d'ordre psychosocial serait apprécié.

Quelques recherches quantitatives soulignent que les infirmières éprouvent des difficultés à communiquer, particulièrement au sujet de la mort, avec des personnes dans un contexte de fin de vie. En effet, Copp, Caldwell, Atwal, Brett-Richards et Coleman (2007) ont effectué une étude descriptive quantitative auprès de 28 professionnels de la santé, dont cinq infirmières, huit physiothérapeutes, neuf ergothérapeutes et six travailleurs sociaux. Le but de leur étude était d'explorer la perception de ces professionnels de la santé à l'égard de leur confiance, leur anxiété,

21

leur habilité à communiquer ainsi que leurs façons de prodiguer des soins aux personnes atteintes de cancer. Environ 36% des professionnels de la santé affirment ne pas avoir reçu suffisamment de formation concernant des pratiques de communication efficaces avec des personnes atteintes de cancer.

Pour leur part, Fillion, Fortier et Goupil (2005) ont réalisé une étude descriptive de type corrélationnel au Québec auprès de 197 infirmières en soins palliatifs. Le but de leur étude était d'évaluer les préférences éducationnelles des infirmières en soins palliatifs œuvrant dans les hôpitaux et les CLSC ainsi que de décrire les relations entre les besoins de formation, la détresse psychologique et le sentiment d'efficacité personnelle. Ces chercheurs rapportent que la communication avec les personnes en fin de vie est également laborieuse pour de nombreuses infirmières. Parallèlement, O'Hara, Byron et Moriarty (2007) ont effectué une étude descriptive quantitative au Royaume-Uni chez 210 infirmières afin d'identifier leurs besoins en formation en prévision de l'élaboration d'un programme de formation en soins palliatifs. La communication s'est révélée le besoin de formation prioritaire chez cette population.

Enfin, Warise et Green (2008) ont réalisé une étude descriptive à la fois quantitative et qualitative aux États-Unis auprès de 27 infirmières œuvrant en soins palliatifs pédiatriques. Le but de l'étude était de déterminer les besoins perçus par les nouvelles infirmières embauchées en soins palliatifs pédiatriques et de les comparer avec les infirmières d'expérience dans ce domaine de spécialité. La communication avec la personne soignée ressortait comme un besoin prioritaire chez 68% des infirmières novices et chez 51% des infirmières d'expérience. Il est surprenant de constater que la moitié des infirmières chevronnées éprouvent encore des difficultés à communiquer avec la personne rendue au bout de sa vie.

À ce jour, très peu d'études ont documenté l'expérience vécue d'infirmières à l'égard de leur communication en lien avec le mourir auprès de personnes en fin de vie. D'ailleurs, une seule recherche descriptive qualitative en lien avec le présent sujet d'étude a été recensée. Elle a été effectuée au Royaume Uni par Clarke et Ross (2006) auprès de 11 infirmières, quatre étudiantes infirmières et neuf employés de soutien, pour un total de 24 participants. Le but de l'étude était d'explorer leurs perceptions et leurs expériences d'écoute active et de communication avec des personnes âgées en fin de vie dans un contexte de soins aigus et de soins palliatifs. Les résultats démontrent que plusieurs facteurs influencent la communication avec des personnes âgées mourantes. Entre autres, il y a la nécessité pour l'infirmière d'apprendre à communiquer avec cette population en observant les autres membres de l'équipe de soins; les contraintes de temps et d'organisation; les différences perçues entre les valeurs de l'infirmière, du médecin et de la famille pour ce qui est de la communication avec des personnes en fin de vie.

La nécessité d'entreprendre cette étude qualitative provient également d'observations effectuées par la chercheure en milieu clinique. En fait, la communication avec des personnes en fin de vie apparaît comme un besoin prioritaire chez les infirmières (Fillion, Fortier & Goupil, 2005; O'Hara, Byron & Moriarty, 2007; Warise & Green, 2008). Elles font preuve d'hésitation quand vient le moment d'aborder le sujet de la mort, car elles se sentent inconfortables. Elles préfèrent prodiguer des soins physiques, effectuer des tâches routinières et appliquer des consignes médicales (Rio-Valle et al., 2009). De plus, lorsque les personnes soignées sont en déni ou en état de frustration, les infirmières évitent souvent de leur parler de la mort, car elles craignent leurs réactions (Zerwekh, 2010). D'après l'expérience de la chercheure, le sujet de la mort semble plus difficile à aborder avec la personne en fin de vie qu'avec la famille. Aucune étude recensée à ce jour s'est intéressée à l'expérience vécue des infirmières à l'égard de la pratique de la communication en lien avec le mourir auprès des personnes rendues au bout de la vie. Il apparaît donc pertinent d'entreprendre cette étude.

Certes, une meilleure compréhension de la pratique de la communication en lien avec le mourir pourrait inciter les infirmières à réaliser l'importance du besoin de communication chez les personnes en fin de vie. À cet égard, des actions pourraient être entreprises de manière à soutenir et à outiller les infirmières dans leurs efforts pour combler le besoin de communiquer des personnes en fin de vie. Grâce à la méthode phénoménologique, il est possible de décrire la pratique de la communication en lien avec le mourir auprès des personnes en fin de vie, et ce, telle qu'elle est perçue par les infirmières œuvrant en soins palliatifs. Husserl (1970) est le fondateur de la phénoménologie et prône que la signification de l'expérience humaine est inséparable de la compréhension du monde. Selon lui, la conscience de l'individu permet de saisir le sens d'un phénomène. À cet égard, une approche phénoménologique descriptive et interprétative est utilisée dans le cadre de cette recherche, car elle s'oriente vers un processus dynamique où la chercheure joue un rôle actif et va au-delà d'une simple description du phénomène de la pratique de la communication en lien avec le mourir (Smith & Osborn, 2003; Vachon, 2010).

## But de la recherche

Cette étude phénoménologique descriptive et interprétative a pour but de mieux comprendre l'expérience vécue d'infirmières de parler de la mort avec des personnes en fin de vie.

## Question de recherche

La question retenue dans le cadre de cette recherche est la suivante : Quelle est l'**expérience vécue** d'infirmières en soins palliatifs hospitaliers quant à la communication au sujet de la mort avec des personnes en fin de vie?

Chapitre II

Recension des écrits

Ce chapitre permet de mettre en lumière le problème de recherche selon les connaissances actuelles (Fortin, 2010). Dans un premier temps, les soins palliatifs sont définis et les besoins psychosociaux de la personne en fin de vie ainsi que les besoins en communication de l'infirmière sont explorés. Ensuite, les écrits sur la pratique de la communication entre l'infirmière et la personne en fin de vie sont présentés. Enfin, les principes qui sous-tendent l'étude sont exposés.

## Les soins palliatifs

À l'heure actuelle, la mort ne fait pas partie intégrante des échanges et des débats quotidiens de la société occidentale, car cette dernière a tendance à vouloir croire que cette réalité n'existe pas ou ne la concerne pas. Pourtant, personne n'est immortel. La mort est un phénomène universel. Chaque personne mourra, un jour ou l'autre (Garneau, 2001). D'ailleurs, l'Association canadienne des soins palliatifs (ACSP) (2007) précise que plus de 248 000 canadiens meurent à chaque année des suites d'une maladie terminale. À cet égard, des programmes de soins palliatifs existent afin de permettre aux personnes aux prises avec une maladie terminale d'être davantage en contrôle de leur vie, de gérer de manière plus efficace leur douleur et leurs symptômes ainsi que de fournir un soutien à la famille (ACSP, 2007).

Selon Santé Canada (2009) et l'Organisation mondiale de la santé (OMS) (2011), les soins palliatifs se définissent comme une approche de soins holiste dédiée aux personnes de tous âges atteintes d'une maladie terminale. Ce type de soins humaniste veille au confort et à la dignité des mourants afin de leur offrir un tant soit peu une qualité de vie qui soit acceptable à leurs yeux. Santé Canada souligne que les soins palliatifs se dénomment parfois "soins terminaux" ou "soins de fin de vie". D'ailleurs, ces termes sont souvent combinés ou remplacés l'un par l'autre dans le langage quotidien.

L'ACSP (2012) ainsi que Costello (2001) évoquent que les termes "soins palliatifs" et "soins de fin de vie" sont deux entités distinctes. D'ailleurs, les soins palliatifs sont offerts autant aux personnes qui sont à un stade avancé de leur maladie qu'aux persones en fin de vie. McIlfatrick (2006) spécifie que traditionnellement, les soins palliatifs étaient associés aux soins en fin de vie et aux personnes atteintes de cancer. De nos jours, le concept s'est étendu pour inclure le soin à une population non atteinte de cancer. Dans le cadre de la présente recherche, la chercheure utilise l'appellation "soins palliatifs". Toutefois, elle fait référence aux soins à la personne en fin de vie seulement, car la recherche sera effectuée auprès d'infirmières qui dispensent des soins à cette clientèle.

### Les besoins psychosociaux des personnes en fin de vie

Tout d'abord, il est judicieux d'explorer l'expérience vécue de la personne mourante en milieu de soins palliatifs, puisqu'elle est une source primaire d'informations. Toutefois, il existe très peu d'études à ce sujet, étant donné le malaise encore palpable à collecter des données auprès de cette population. Les recherches sur la communication avec les gens qui se meurent en sont à leurs premiers balbutiements. Force est bien de constater que la société chuchote du bout des lèvres sur le sujet encore tabou de la finitude.

Steinhauser et al. (2000a) ont effectué une recherche descriptive qualitative en Caroline du Nord aux États-Unis dans le but de décrire les composantes essentielles d'une mort sereine et paisible (voir le résumé de cette recherche à l'appendice A). L'échantillon (n=75) était composé d'infirmières (n=27), de travailleurs sociaux (n=10), de membres du clergé (n=6), de bénévoles (n=8), de médecins (n=6), de patients (n=14) et de membres de la famille (n=4). La collecte des données s'est réalisée avec 12 groupes de discussion sur une période s'échelonnant sur quatre mois. Lorsque nécessaire, des sous-questions étaient posées afin de clarifier des commentaires ou obtenir plus de détails sur une réponse. D'après le verbatim des participants, la préparation à la finitude semble être une des composantes essentielles d'une mort dans la sérénité (Steinhauser et al., 2000a). D'ailleurs, la personne mourante est considérée comme un tout indissociable afin que l'infirmière puisse répondre à ses besoins physiques, spirituels et psychosociaux. À travers les écrits, la plupart des personnes en fin de vie font état qu'il est autant important de combler

27

leurs besoins psychosociaux et spirituels que de combler leurs besoins physiques. Cependant, elles soulignent que c'est présentement une lacune chez les infirmières en soins palliatifs (Davison, 2010; McIlfatrick, 2006; Steinhauser et al., 2000a).

Davison (2010) a effectué une recherche descriptive quantitative en Alberta au Canada auprès de patients (n=584) souffrant d'insuffisance rénale chronique terminale. Le but de l'étude était d'évaluer les préférences des patients à l'égard des soins en fin de vie, et ce, afin d'identifier l'écart existant entre les soins qu'ils recevaient à ce moment et les soins qu'ils auraient préféré recevoir. Un questionnaire a été construit à partir d'une revue exhaustive de la littérature sur le sujet et la validation de la compréhension a été effectuée auprès de 100 patients provenant de diverses unités de dialyse rénale en Alberta. Les patients pouvaient répondre au questionnaire à la maison ou à la clinique de dialyse. L'étude de Davison rapporte que moins de 10% des personnes mourantes ont eu la chance de s'exprimer à l'égard de leur propre mort avec des professionnels de la santé en milieu de soins palliatifs. De plus, ces personnes mentionnent ne pas avoir reçu des soins palliatifs individualisés à leurs propres besoins.

Parallèlement, McIlfatrick (2006) a réalisé une étude descriptive qualitative en Irlande du Nord auprès de personnes mourantes (n=24) et de professionnels de la santé (n=59) prodiguant des soins en fin de vie (voir le résumé de cette recherche à l'appendice A). Le but de l'étude était d'évaluer les besoins en soins palliatifs, et ce, du point de vue des personnes mourantes et des professionnels de la santé. Des entrevues semi-structurées ont été réalisées auprès des 24 patients et de sept gestionnaires en soins palliatifs; 52 professionnels de la santé ont participé à des groupes de discussion. L'analyse des données a été effectuée à l'aide de la méthode de Burnard (1991, 1996). McIlfatrick constate que chez les patients, le problème prioritaire semble être le manque de soutien psychosocial, suivi des problèmes financiers et du manque d'informations sur leur condition. De leur côté, les professionnels de la santé ont manifesté de la difficulté à définir les soins palliatifs, car leurs perceptions à ce sujet diffèrent. De plus, ils éprouvent des difficultés à communiquer et à échanger avec la personne en fin de vie. McIlfatrick tend vers le constat que toutes les personnes en fin de vie, peu importe leur diagnostic, devraient recevoir des soins palliatifs individualisés à leurs propres besoins.

Dans un autre ordre d'idées, Johnston et Smith (2006) ont entrepris une étude descriptive qualitative en Grande Bretagne dans le but d'explorer la perception des patients et des infirmières de la qualité des soins prodigués en milieu palliatif, plus précisément, à l'égard du concept de soins palliatifs spécialisés (voir le résumé de cette recherche à l'appendice A). L'échantillon était composé de patients (n=22) et d'infirmières (n=22). Des entrevues semi-structurées d'une durée d'environ 25 à 45 minutes pour les infirmières et de 45 à 90 minutes pour les patients ont été effectuées pour collecter les données. Le contenu des entrevues a été analysé à l'aide de la méthode proposée par Miles et Huberman (1994). L'étude de Johnston et Smith permet de mieux comprendre les désirs de la personne mourante, c'est-à-dire de maintenir leur indépendance et d'être davantage en contrôle de leur santé.

D'après les quelques recherches recensées, nous pouvons constater que les besoins psychosociaux des patients en milieu de soins palliatifs sont peu comblés. D'ailleurs, ces personnes ne se sentent pas bien préparées à leur mort éventuelle, car la communication à ce sujet est quasi inexistante. Il apparaît maintenant pertinent d'explorer ce que vivent les infirmières à l'égard de leur communication en lien avec le mourir auprès des personnes en fin de vie.

Les besoins en communication de l'infirmière

Plusieurs recherches récentes soulignent qu'un des besoins d'apprentissage prioritaires chez l'infirmière en soins palliatifs est sa communication avec la personne en fin de vie, sans nécessairement faire état de sa communication à l'égard de la finitude (Fillion, Fortier & Goupil, 2005; Johnston & Smith, 2006; McIlfatrick, 2006; O'Hara, Byron & Moriarty, 2007; White, Coyne & Patel, 2001; Whittaker, Kernohan, Hasson, Howard & McLaughlin, 2006; Widger & Picot, 2008). Dans son article, Potera (2010) mentionne qu'il existe des barrières immuables dans les soins infirmiers de fin de vie en pédiatrie, notamment la communication en lien avec le mourir.

O'Hara, Byron et Moriarty (2007) ont réalisé une étude descriptive quantitative au Royaume-Uni auprès d'infirmières (n=210) afin d'évaluer leurs besoins, et ce, dans le but d'élaborer un programme de formation en soins palliatifs (voir le résumé de cette recherche à l'appendice B). D'après les résultats, la communication s'est avérée le besoin de formation prioritaire. Parallèlement, l'étude descriptive de type corrélationnel de Fillion, Fortier et Goupil (2005) effectuée au Québec auprès d'infirmières (n=197) en soins palliatifs rapporte également que la communication est un besoin d'apprentissage important chez cette population (voir le résumé de cette recherche à l'appendice B). Pour leur part, White, Coyne et Patel (2001) ont effectué une recherche descriptive mixte aux États-Unis auprès d'infirmières (n=750) prodiguant des soins en fin de vie afin de connaître leurs besoins. La recherche a été effectuée en deux phases distinctes. La première phase constituait à envoyer par la poste un questionnaire qualitatif comprenant des questions ouvertes afin d'identifier des thèmes principaux pour les soins en fin de vie. Ce questionnaire a été envoyé à 56 infirmières. La deuxième phase constituait en l'élaboration d'un questionnaire quantitatif avec les thèmes identifiés par les infirmières à la première phase. Au total, 750 infirmières ont répondu aux questionnaires de la phase deux. Les résultats démontrent que deux infirmières sur trois ont classé la communication avec le patient et la famille au premier rang des besoins en formation, ce qui est non négligeable. Les auteurs constatent que même avec toutes les nouvelles technologies existantes en communication et en information, la communication en tête à tête avec la personne rendue au bout de la vie demeure encore un chemin peu fréquenté par les infirmières en soins palliatifs.

Whittaker, Kernohan, Hasson, Howard et McLaughlin (2006) ont réalisé une étude descriptive mixte, avec un devis quantitatif et un devis qualitatif, auprès d'infirmières (n=227) travaillant dans des foyers de soins en Irlande du Nord. L'étude avait pour but d'explorer les connaissances des infirmières au sujet des soins en fin de vie afin d'élaborer un programme de formation. Les résultats ont démontré encore une fois des heurts dans la communication chez 38% des infirmières. Par ailleurs, Widger et Picot (2008) ont effectué une recherche descriptive mixte comportant une partie quantitative et une partie qualitative dans le but de décrire la qualité des soins en fin de vie, et ce, avant, pendant et après la mort d'un nouveau-né, d'un enfant ou d'un adolescent survenue dans les 12 à 24 derniers mois du début de l'étude. Cette recherche a été effectuée dans l'est du Canada, plus précisément, en Nouvelle-Écosse. L'échantillon était constitué de familles (n=38). L'outil utilisé pour collecter les données a été construit à partir du questionnaire « Toolkit of Instruments to Measure End-of-Life Care » de Teno, Clarridge, Casey, Edgman-Levitan et Fowler (2001) et à partir d'une revue exhaustive de la littérature au sujet des enfants en fin de vie. Les données ont été collectées par téléphone ou par des rencontres en face à face. Pour la partie quantitative, les questions se répondaient sur une échelle dichotomique par un simple oui ou non. De plus, une question demandait aux parents de classer leur satisfaction des soins palliatifs reçus sur une échelle de Likert. Pour la partie qualitative, deux questions ouvertes étaient posées afin de permettre aux parents d'identifier les points à améliorer et de donner des commentaires additionnels. Whittaker et al. s'allient vers le constat que les parents sont d'avis que la communication manque parfois de congruence et d'adéquation entre les professionnels de la santé, ce qui nuit grandement à la continuité des soins. De plus, ils relatent que la relation thérapeutique entre les parents et les professionnels de la santé est délicate et malaisée, car la plupart des soignants se sentent très inconfortables d'aborder le sujet de la mort avec le père et la mère avant et au moment du décès de l'enfant.

Parallèlement, Warise et Green (2008) mentionnent que la communication avec la personne soignée et sa famille est un besoin d'apprentissage prioritaire chez 68% des infirmières novices et chez 51% des infirmières d'expérience (voir le résumé de cette recherche à l'appendice B). Il est étonnant de constater que la moitié des infirmières d'expérience éprouve encore de la difficulté à communiquer avec les personnes en fin de vie. Pour leur part, Ferrell, Virani, Grant, Coyne et Uman (2000) évoquent que seulement 11% des infirmières se sentent très bien éduquées et préparées pour communiquer avec des personnes mourantes alors que 37% se sentent quelque peu éduquées et préparées (voir le résumé de cette recherche à l'appendice B). Au total, 52% des infirmières indiquent avoir reçu une formation de base inadéquate au sujet de la communication avec la personne en fin de vie. Parallèlement, Dea Moore (2005) souligne que peu de professionnels de la santé possèdent les habiletés requises pour communiquer chaleureusement et efficacement dans un contexte de fin de vie.

L'étude de McDonnell, Johnston, Gallagher et McGlade (2002) conclut que seulement 37% des infirmières se sentent à l'aise d'échanger au sujet de la mort avec une personne en fin de vie (voir le résumé de cette recherche à l'appendice B). D'ailleurs, 42% des infirmières verbalisent avoir un manque de confiance lorsque le patient aborde le sujet de la mort en leur présence. De plus, le manque de temps a été identifié comme une grande barrière à la communication chez 69% des infirmières. La plupart des infirmières soulignent accorder environ 30 minutes de leur temps par relais aux patients afin de répondre à leurs besoins psychosociaux, et ce, lorsqu'elle est à jour dans son travail et qu'il n'y a pas d'imprévu. Enfin, il est pertinent de mentionner que McDonnell et al. ont constaté que 96% des infirmières accepteraient de participer à des programmes de formation afin d'améliorer les soins en fin de vie. La volonté y est d'emblée, les moyens pour y accéder le sont moins.

Par ailleurs, la lourde charge de travail, le grand nombre de patients, la résistance à la communication du patient lui-même ainsi que les changements soudains de son état de santé, des différends dans la spiritualité et la culture entre la personne soignante et le soigné de même que l'attitude défaitiste de certains médecins à l'égard des soins palliatifs sont tous des facteurs ayant une influence négative sur la communication en lien avec le mourir (Malloy, Virani, Kelly & Munévar, 2010; Zapka, Hennesy, Carter & Amella, 2006). Par conséquent, l'infirmière tente souvent de résoudre les problèmes ou fournir de l'information aux patients sans connaître réellement à fond leurs besoins (Wilkinson, Perry, Blanchard & Linsell, 2008).

Tout bien considéré, la pratique de la communication thérapeutique, particulièrement en lien avec le mourir, est un besoin réel chez les infirmières en soins palliatifs. À ce propos, il est impérieux d'explorer l'expérience vécue des infirmières de parler de la mort avec des personnes en fin de vie.

La pratique de la communication entre l'infirmière et la personne en fin de vie

Ici, le phénomène à l'étude devient plus circonscrit. Les écrits recensés démontrent qu'il existe très peu d'études sur la communication entre l'infirmière et la personne dans un contexte de fin de vie à l'égard de la finitude. Le sujet est encore peu connu.

Quelques recherches recensées relatent que les infirmières en soins palliatifs appliquent des stratégies de communication thérapeutiques efficaces telles que l'écoute, le soutien, la reformulation et le bon choix des mots, l'exploration des émotions ainsi que la création d'opportunités pour converser. De plus, les infirmières spécifient qu'une relation de confiance ainsi que la communication non verbale sont des composantes très aidantes pour une communication efficace dans un contexte de fin de vie (Bushinski & Cummings, 2007; Clarke & Ross, 2006; Davis, Kristjanson & Blight, 2003). Bushinski et Cummings ont entrepris une étude descriptive qualitative dans le but d'examiner les stratégies de communication efficaces et celles non efficaces chez huit infirmières lors d'entretiens en fin de vie auprès des patients ainsi que leur famille (voir le résumé de cette recherche à l'appendice C). Dans leur article, les auteures mentionnent que les infirmières sont de race blanche et de sexe féminin avec une moyenne d'années d'expérience en soins infirmiers de 14 ans. Les entrevues auprès des infirmières furent d'une durée d'environ 60 minutes. Bushinski et Cummings rapportent que les infirmières appliquent des stratégies de communication efficaces telles que la présence chaleureuse, la reformulation des questions, le choix des mots appropriés, la clarification des explications du médecin, l'exploration des sentiments ainsi que la création d'opportunité pour parler. De plus, les infirmières ont spécifié qu'une relation de confiance empreinte de caring ainsi que l'observation du non-verbal de la personne contribuent à une communication efficace en soins palliatifs.

Toutefois, les infirmières ont également identifié des barrières à la communication telles que la culture, la transmission de faux espoirs, les conflits familiaux, le déni et la dépression chez la personne en fin de vie (Bushinski & Cummings, 2007). La plupart des infirmières ont témoigné que la communication en lien avec le mourir est quasi impossible auprès des patients qui vivent dans le déni. D'ailleurs, elles se disent impuissantes et dépourvues de moyens face à cette barrière. De plus, les contraintes de temps et d'organisation ressortent dans plusieurs études comme de grandes barrières à la communication (Bushinski & Cummings, 2007; Clarke & Ross, 2006; Davis, Kristjanson & Blight, 2003). Clarke et Ross ont effectué une étude descriptive qualitative au Royaume-Uni auprès d'infirmières (n=11), d'étudiantes infirmières (n=4) et d'employées de soutien (n=9), pour un total de 24 participantes (voir le résumé de cette recherche à l'appendice C). Le but de l'étude était d'explorer leurs perceptions et leurs expériences à l'égard de leur communication avec des personnes âgées mourantes dans un contexte de soins aigus et de soins palliatifs. Les résultats mettent en lumière des facteurs pouvant influencer la communication avec les personnes âgées mourantes. En effet, une infirmière a témoigné que par "manque de temps", elle a développé des stratégies pour éviter de parler avec le patient, comme effectuer des tâches qui ne sont pas prioritaires. Par exemple, elle dit mesurer la tension artérielle des patients, même si ce n'est pas indiqué dans leurs dossiers. D'autres infirmières ont verbalisé que lorsqu'elles prennent le temps de s'asseoir au chevet afin de permettre aux patients de verbaliser sur leur cheminement, les regards de leurs collègues portent à croire qu'elles ne veulent pas travailler. Par conséquent, elles évitent de prendre le temps de communiquer avec les patients ou elles entretiennent une conversation sociale en prodiguant des soins physiques (Clarke & Ross, 2006). De plus, le détachement de la situation de la part de certains médecins, le manque de communication entre les membres de l'équipe de soins palliatifs ainsi que l'environnement de travail orienté vers la quantité de tâches et non la qualité de soins contribuent négativement à la communication entre l'infirmière et la personne en fin de vie (Bushinski & Cummings, 2007; Davis, Kristjanson & Blight, 2003).

Par ailleurs, les différences perçues entre les valeurs de l'infirmière, du médecin et des proches du mourant peuvent amenuiser la communication en lien avec le mourir. Par exemple, les médecins perçoivent habituellement la mort comme un échec ou une défaite tandis que l'infirmière la perçoit plutôt comme un processus naturel que toute personne aura éventuellement à vivre. De plus, lorsque vient le temps d'annoncer une mauvaise nouvelle reliée à un diagnostic terminal, le médecin a tendance à adresser directement les patients plus jeunes. Toutefois, lorsque les patients sont âgés, il le fait habituellement avec la famille. Certes, la famille a tendance à vouloir protéger la personne âgée malade des mauvaises nouvelles. Toutefois, les personnes âgées ont fait face à plusieurs pertes dans leur vie et il faudrait éviter d'assumer qu'elles ne puissent confronter leur propre mort (Clark & Ross, 2006).

D'autre part, Clarke et Ross (2006) mentionnent que la formation reliée à la communication entre l'infirmière et la personne en fin de vie n'est pas assez étoffée dans les programmes de soins infirmiers et qu'il aurait lieu de remanier le curriculum pour mieux outiller les étudiants. De ce fait, l'infirmière mentionne qu'elle apprend à communiquer avec cette population sur le terrain en observant ses collègues de travail. Pour l'instant, cette façon d'apprendre leur permet tant bien que mal de répondre aux besoins psychosociaux de cette clientèle.

Enfin, Davis, Kristjanson et Blight (2003) ont effectué une étude descriptive qualitative en Australie auprès d'infirmières (n=51) oeuvrant en oncologie dans le but de décrire leurs perceptions quant aux barrières associées à la communication entre l'infirmière et la famille (voir le résumé de cette recherche à l'appendice C). Ces auteurs ont exploré les conséquences chez l'infirmière d'une mauvaise communication avec le patient et sa famille. Les infirmières relatent qu'elles se sentent souvent frustrées, stressées, impuissantes et en grande partie responsables de cette situation défavorable lorsqu'elles ne peuvent communiquer adéquatement avec cette clientèle pourtant si fragile et vulnérable. Davis et al. s'allient vers le constat que l'infirmière se trouve souvent dans une impasse avec les mots, elle ne sait tout simplement pas quoi dire et se sent mal à l'aise. En conséquence, la conversation sera banale, superficielle, empreinte de faux réconfort et de non-dits.

D'après les écrits recensés, les recherches ne saisissent pas la globalité de l'expérience vécue de l'infirmière au sujet de ses échanges en lien avec la mort auprès des personnes mourantes. Certes, la présente recherche servira à combler certaines lacunes et contribuera à accroître les connaissances sur l'expérience que vivent les infirmières en soins palliatifs hospitaliers à l'égard de leur communication en lien avec le mourir auprès des personnes rendues au bout de leur vie.

## Les principes qui sous-tendent l'étude

Dans l'esprit de la phénoménologie, le recours à un cadre théorique structuré n'est pas souhaitable. Le chercheur qui effectue une recherche phénoménologique évite autant que possible les idées préconçues et met en lumière ses présupposés sur le phénomène à l'étude. De façon générale, un ensemble de notions philosophiques tient lieu de schème fondamental et fournit une perspective à l'étude (Fortin, 2010). Contrairement à la recherche quantitative, les postulats généraux ne découlent pas, dans la recherche qualitative, d'une théorie, mais d'une connaissance intuitive du milieu étudié (Poupart et al., 1997). Dans un domaine aussi large que la science de la communication, il n'a pas été jugé pertinent d'adopter un cadre conceptuel en bonne et due forme, et ce, dans le but d'éviter un carcan qui risquait de restreindre la compréhension du phénomène méconnu de la pratique de la communication en lien avec le mourir (à noter que cette procédure a été acceptée d'emblée par les membres du comité d'approbation du protocole de recherche). D'ailleurs, la phénoménologie est en soi un cadre conceptuel de compréhension de l'expérience vécue.

Des principes axés sur la pratique de la communication sont cependant émis à titre de "toile de fond", un peu comme le sont les présupposés mis en suspens par la chercheure. Cette expression est souvent utilisée en recherche qualitative pour désigner le contexte de l'étude qui vise à construire une conceptualisation ou à chercher un sens à une expérience (Fortin, 2010). Ces principes ont servi de prémisses lors de l'utilisation de la méthodologie qualitative phénoménologique descriptive et interprétative pour étudier la perspective de l'infirmière en lien avec sa pratique de la communication avec des personnes en fin de vie. Ces principes généraux sont:

- La communication est un processus de création et de recréation d'information, d'échange, de partage et de mise en commun des sentiments et d'émotions entre l'infirmière et la personne soignée. La communication se transmet de manière consciente ou inconsciente par le comportement verbal et non verbal, et de manière plus globale, par la manière d'agir et d'être de l'infirmière. Par cette communication, l'infirmière arrive à saisir et à comprendre les intentions, les opinions, les sentiments et les émotions ressentis par la personne soignée et, selon le cas, à créer des liens signifiants avec elle (Devito, Chassé & Vezeau, 2008; Miller, 2005; Phaneuf, 2002; Potter & Perry, 2010).

- La pratique de la communication implique une écoute active de la part de l'infirmière. En écoutant, l'infirmière donne l'opportunité au patient de verbaliser ses sentiments à l'égard de sa mort éventuelle (Buckman, 2005).

- La communication thérapeutique ainsi qu'une relation infirmière-patient empreinte de confiance sont essentielles pour assurer des soins palliatifs de qualité. La communication est à la base du soin infirmier (Johnston & Smith, 2006).

- Les pratiques de communication efficaces sont positives pour la personne soignée. De ce fait, on observe une meilleure satisfaction de la personne soignée, une meilleure adhésion de la personne soignée au traitement, une diminution d'erreurs reliées à la pratique, une diminution de l'anxiété de la personne soignée et une meilleure compréhension de l'information (Brown et al., 2009; Schuster & Nykolyn, 2010).

- Les pratiques de communication difficiles occasionnent une communication inefficace entre l'infirmière et la personne soignée, des besoins mutuels non comblés, du stress et un manque de confiance dans la relation infirmière-patient. Ces pratiques ne favorisent pas la relation de collaboration entre l'infirmière et la personne soignée (Schuster & Nykolyn, 2010).

- La pratique de la communication est habituellement une expérience naturelle basée sur le processus physique et psychologique de la personne. En d'autres mots, ce que la personne verbalise au sujet de la pratique de la communication est la perception de ce qu'elle vit. La phénoménologie permet une analyse en profondeur et une prise de conscience de plusieurs éléments dont les comportements verbaux et non verbaux, et ce, sans spéculations. Le phénomène de la communication est tellement complexe et vaste qu'il ne peut être bien compris qu'avec une approche qualitative, telle la phénoménologie (Pilotta & Mickunas, 1990). Il est à noter que seules les paroles des participantes ont été utilisées pour l'analyse et l'interprétation des données de la présente recherche.

La démarche qualitative, la position paradigmatique de la chercheure et la démarche théorique sont expliquées de façon détaillée au début du chapitre suivant qui expose la méthodologie de la présente étude.

Chapitre III
Méthodologie

Ce chapitre permet de mettre en lumière les choix méthodologiques afin de répondre aux questions de recherche. Il comprend plusieurs sections telles que la démarche qualitative, la position paradigmatique, les présupposés de la chercheure, la démarche théorique, les participantes et le milieu de recherche, les critères d'admissibilité à l'échantillon, le déroulement de la collecte des données ainsi que les outils de collecte des données. Il décrit ensuite les critères de rigueur scientifique, le plan d'analyse des données et les considérations éthiques. Enfin, le chapitre se termine par la description des forces et des limites de l'étude.

## La démarche qualitative

La présente étude permet de mieux comprendre l'expérience vécue des infirmières de parler de la mort avec des personnes en fin de vie. Pilotta et Mickunas (1990) soutiennent que le phénomène de la pratique de la communication est tellement vaste qu'il ne peut être bien compris qu'avec une approche qualitative qui permet d'explorer et de comprendre les expériences des personnes touchées par cette réalité subjective et difficilement tangible. Dans la présente recherche, la parole est donnée à l'infirmière en soins palliatifs afin de recueillir le fruit de son expérience à l'égard de la communication en lien avec le mourir auprès des personnes en fin de vie.

Contrairement à la recherche quantitative, la recherche qualitative tient compte de l'expérience vécue et de la perception d'une situation telles qu'elles sont décrites par la personne. D'ailleurs, elle permet de donner une signification ou un sens au phénomène étudié; elle utilise un raisonnement inductif et elle vise une compréhension élargie du phénomène à l'étude (Fortin, 2010). Certes, les participantes de la présente recherche sont considérées comme une source de référence primordiale du phénomène à l'étude et comme des co-chercheures (Fortin, 2010; Streubert & Carpenter, 2007). Subséquemment, la démarche essentiellement inductive, qui permet la formation d'une typologie composée de catégories ou de thèmes, semble être la meilleure façon de répondre à la question de recherche.

## La position paradigmatique

Les chercheurs se basent sur des croyances et des postulats philosophiques qui leur procurent une vision sur le monde pour guider leurs recherches. Ce point de vue sur le monde est directement lié au paradigme qui est utilisé comme modèle de référence sur lequel s'appuient les chercheurs pour structurer et guider leur recherche (Fortin, 2010). Le paradigme naturaliste, contrairement au paradigme positiviste, écarte l'idée qu'il existe une seule réalité subjective pouvant être connue. La position naturaliste émane du principe que la réalité subjective est multiple et qu'elle se construit à partir de perceptions individuelles qui peuvent se modifier avec le temps. Ces constructions prennent la forme d'interprétations de la réalité natives de significations données à un contexte spécifique, faisant partie intégrante des significations construites par les personnes (Fortin, 2010). La recherche qualitative, reliée au paradigme naturaliste, mise sur la compréhension approfondie et élargie d'un phénomène peu connu. Elle s'intéresse à la complexité d'un phénomène et à la façon dont les personnes perçoivent leur expérience à l'intérieur d'un contexte social donné (Fortin, 2010). De ce point de vue, l'expérience de parler de la mort avec une personne en fin de vie est différente pour chaque infirmière et peut seulement être connue par la description subjective qu'elle en fait. Le paradigme naturaliste permet d'explorer et de comprendre l'expérience de parler de la mort avec des personnes en fin de vie, et ce, telle que perçue par l'infirmière en soins palliatifs. Les croyances reliées à ce paradigme tiennent compte de la globalité de la personne, particulièrement de son expérience de vie et du contexte dans lequel se brodent des liens avec l'environnement (Fortin, 2010).

La présente recherche se positionne plus précisément dans le paradigme constructiviste-interprétatif qui prône de multiples réalités subjectives (Schwandt, 1994). D'ailleurs, le constructivisme préconise que la réalité est construite par la conscience de l'individu (Hansen, 2004). L'approche herméneutique entre en ligne de compte ici, car elle présume que le sens qu'une personne attribue à une expérience est en quelque sorte réprimé à l'intérieur d'elle, alors une réflexion provoquée est de mise pour l'exprimer (Schwandt, 2000; Sciarra, 1999). Cette réflexion peut être stimulée par l'interaction entre la chercheure et la participante. L'interaction permet de donner un sens plus profond, car les deux acteurs se joignent pour créer une co-construction, résultat de leur interaction et de leur interprétation (Ponterotto, 2005). Le chercheur qui s'imprègne du paradigme naturaliste développe inévitablement une relation avec la personne qui participe à la recherche, ce qui enclenche une influence mutuelle. De ce point de vue, le processus thérapeutique de la présente recherche est résumé comme étant un entretien émotionnel co-construit, dans lequel la chercheure et la participante tentent d'explorer les significations de leurs expériences partagées pour ainsi mieux les comprendre. Nous nous situons donc dans la théorie des systèmes intersubjectifs qui conçoit la sensibilité à l'inéluctable interaction entre la chercheure et la participante (Buirski & Haglund, 2001). Conséquemment, celles-ci se rejoignent ou s'unissent dans un espace intersubjectif pour co-construire une compréhension unique. L'organisation de l'expérience de la chercheure interagit avec celle de la participante pour former un tout unique et indissociable (Orange, Atwood & Stolorow, 1997).

## Les présupposés de la chercheure

Le paradigme constructiviste-interprétatif, à la différence du paradigme positiviste, rejette l'idée qu'il existe une seule réalité pouvant être connue (Fortin, 2010). En effet, un processus d'interaction et d'influence mutuelle s'enclenche entre le chercheur et la personne qui participe à l'étude. De ce fait, Creswell (1998) préconise qu'il est primordial pour le chercheur de faire abstraction de sa propre réalité dans l'analyse et l'interprétation des données plutôt que de tenter de la contrôler. Il devient donc essentiel pour le chercheur de mettre en lumière ses présupposés face à l'objet de recherche (Creswell, 1998; Vachon, 2010). La chercheure, ayant déjà été infirmière en soins palliatifs hospitaliers, désire exposer quelques présupposés issus de son expérience clinique. D'après la chercheure, les personnes en fin de vie évoquent à leur façon le mourir lorsqu'elles le désirent sans être forcées à le faire. Lors de son cheminement vers la mort, le fait d'être simplement aux côtés d'une

42

personne mourante revêt une grande importance, car cette dernière se sent davantage en sécurité. La personne soignée qui s'entretient ouvertement au sujet de la mort avec l'infirmière lui permet d'envisager l'avenir de manière plus réaliste quand son pronostic est sombre. Il va de soi que des entretiens francs sur la finitude peut engendrer, au début, une souffrance psychologique chez le soigné et un inconfort plus ou moins envahissant chez le soignant. Néanmoins, un sentiment d'apaisement thérapeutique remplace habituellement ces malaises de part et d'autre. La chercheure est consciente qu'il y a des gens qui quittent cette terre sans nécessairement exprimer leurs craintes et leurs frustrations face à la mort. Cependant, elle croit que la présence et la disponibilité de l'infirmière auprès de ces personnes peuvent, d'une manière ou d'une autre, apaiser leurs craintes ainsi que leur peur de mourir.

Par ailleurs, la communication en lien avec la finitude exige de l'infirmière une présence à la fois intense et chaleureuse qui apaise la personne en fin de vie. L'infirmière attentive est empathique et à l'écoute des préoccupations engendrées par le processus inquiétant et méconnu de la mort. Cela dit, l'infirmière des soins palliatifs souhaite aider la personne en fin de vie à cheminer vers une mort sereine et paisible (Egan, 2005). Fréquemment, les personnes en fin de vie ne tiennent plus nécessairement compte du nombre de jours qu'il leur reste à vivre, mais plutôt de la qualité de chaque journée (Dunne & Sullivan, 2000).

## La démarche théorique

### Une approche phénoménologique

Le mouvement phénoménologique découle des travaux et des écrits de Husserl (1859-1938) et de son étudiant, Heidegger (1889-1976), deux grands philosophes allemands. Husserl est considéré le père et le fondateur de la phénoménologie moderne qui fait référence aux objets tels qu'ils sont perçus (Pilotta & Mickunas, 1990). Husserl souligne que la conscience d'une personne fait partie intégrante de la phénoménologie et elle contribue au sens donné aux objets, comme leurs styles ou leurs formes. Husserl préconise que la conscience de la personne permet de comprendre un phénomène. De plus, ce même auteur soutient que le sens donné à l'expérience humaine est directement associé à la compréhension du monde tel qu'il est. Dans sa description des notions essentielles de la phénoménologie, Husserl inclut la mise entre parenthèse du verbatim (*bracketing*) afin de mieux décrire l'expérience vécue de la personne tout en écartant les idées préconçues (Husserl, 1970). D'autre part, Heidegger (1996) fait évoluer le mouvement phénoménologique et introduit la phénoménologie herméneutique, car il est préoccupé par l'interprétation de l'expérience vécue plutôt que la simple signification de celle-ci. Il préconise que la compréhension de l'être-dans-le-monde passe par l'interprétation de l'expérience vécue. L'approche herméneutique de Heidegger suggère une interprétation de l'expérience vécue qui va au-delà d'une simple description.

La communication dans une perspective phénoménologique

Le phénomène de la pratique de la communication en lien avec le mourir entre l'infirmière et la personne en fin de vie est un domaine vaste et il est indéniable que sa compréhension peut être ardue. Langsdorf (1994) s'est intéressé au phénomène de la pratique de la communication. Dans son article, il définit la phénoménologie comme l'étude du champ d'activité des humains. Il spécifie également que la recherche phénoménologique tente de comprendre le sens des actes, des évènements et des situations. En effet, la phénoménologie permet de donner un sens ou une signification à une situation englobant tous les facteurs qui peuvent entrer en jeu. Langsdorf mentionne que les études sur la communication ont toujours été effectuées dans le but d'en améliorer la performance ou la pratique. D'ailleurs, les résultats de la présente étude fournissent une description détaillée du vécu et de la perception de la personne, entre autres de l'expérience de parler de la mort avec des personnes en fin de vie et de l'entité de l'expérience du point de vue de l'infirmière à l'aide d'un canevas d'entrevue semi structuré et non de questionnaires quantitatifs. Pour leur part, Pilotta et Mickunas (1990) se sont intéressés à la science de la communication selon un fondement phénoménologique. Ils affirment que la phénoménologie offre une analyse profonde et une prise de conscience de plusieurs éléments de la communication dont les comportements verbaux et non verbaux. Les auteurs mentionnent également que le phénomène de la pratique de la communication est un champ tellement complexe et exhaustif qu'il ne peut être bien compris qu'avec une approche qualitative, telle la phénoménologie.

La phénoménologie interprétative

Bien que la présente recherche soit de type phénoménologique, elle s'oriente toutefois vers un processus dynamique où la chercheure joue un rôle actif. La chercheure se penche à la fois sur la phénoménologie traditionnelle, qui permet à la participante de donner un sens à son expérience, et sur la phénoménologie interprétative, qui offre l'option ou la possibilité au chercheur d'interpréter la manière dont les participantes parviennent à créer un sens à leur expérience. Dans ce sens, la phénoménologie interprétative implique une double herméneutique, c'est-à-dire, la participante attribue un sens à son expérience et la chercheure interprète la façon que la participante attribue un sens à son experience (Smith & Osborn, 2003; Vachon 2010). La chercheure entre en interaction avec l'objet de recherche et les résultats sont le produit de cette interaction (Debout, 2007). Il va de soi que la phénoménologie interprétative a été bénéfique pour la présente recherche, car elle a été au-delà d'une simple description du phénomène de la pratique de la communication en lien avec le mourir.

Participantes et milieu de recherche

Les participantes ont été sélectionnées à partir d'un échantillon par choix raisonné. Ce type d'échantillonnage est non probabiliste, c'est-à-dire qu'il est non aléatoire et qu'il répond à des critères spécifiques (Fortin, 2010). La recherche qualitative priorise les expériences des participantes et non le nombre de participantes, visant ainsi une compréhension en profondeur d'un phénomène conscrit dans une perspective émique, soit la priorité accordée au détail plutôt qu'à la quantité (Fortin, 2010; Smith & Osborn, 2003). La taille de l'échantillon fut difficile à prédéterminer, car la norme qui fixe la taille de l'échantillon est l'atteinte de la saturation des données, lorsque les réponses des participantes deviennent répétitives et qu'aucune nouvelle information ne s'ajoute (Bonneville, Grosjean & Lagacé, 2007; Fortin, 2010; Morse, 2000). Morse énumère plusieurs facteurs qui peuvent influencer la taille de l'échantillon. Ces facteurs sont l'ampleur de l'étude, la nature du phénomène, la qualité des données recueillies et le devis de recherche. Pour ce qui est de l'ampleur de l'étude et de la nature du phénomène, plus la question de recherche est large, plus il faudra d'information pour arriver à une saturation des données. Toutefois, si le sujet à l'étude est plus pointu ou circonscrit, un échantillon plus petit est acceptable. La qualité des données recueillies est importante. De fait, lorsque la personne se sent à l'aise pour communiquer son expérience, la saturation des données sera atteinte plus rapidement. De plus, le devis de recherche peut jouer sur la saturation des données, c'est-à-dire l'échantillon sera plus petit si les entrevues se déroulent de façon individuelle plutôt qu'en petits groupes (Morse, 2000). Pour la présente recherche, la saturation des données fut atteinte avec huit infirmières.

La recherche s'est déroulée à l'unité de soins palliatifs de l'Hôpital régional d'Edmundston qui fait partie du Réseau de santé Vitalité - Zone 4 (RSV-Z4). Cette unité abrite cinq lits dévolus aux soins à des personnes en fin de vie.

## Critères d'admissibilité à l'échantillon

Les critères d'inclusion sont les suivants :
1. avoir l'équivalent d'au moins un an d'expérience (1500 heures) à titre d'infirmière soignante;
2. être active à l'unité de soins palliatifs en milieu hospitalier et y travailler en moyenne 60 heures par mois;
3. être capable de comprendre, lire et parler le français.

Les critères d'exclusion sont les suivants :
1. faire partie du personnel infirmier cadre ou occuper un poste de gestion en soins palliatifs;
2. participer simultanément à un autre projet de recherche sur les soins palliatifs.

## Déroulement de la collecte des données

Tout d'abord, l'infirmière gestionnaire de l'unité de soins palliatifs de l'Hôpital régional d'Edmundston fut rejointe afin de lui expliquer le but de l'étude, de même que les critères d'inclusion et d'exclusion des participantes. De plus, une lettre expliquant la recherche lui a été remise afin qu'elle incite les infirmières soignantes à participer à l'étude (voir appendice G). La chercheure a communiqué par téléphone avec chaque participante ayant manifesté son intérêt afin de discuter de l'étude et de répondre à ses questions. De plus, elle a fixé un temps de rencontre propice pour l'entrevue avec chaque infirmière. La chercheure a remis une lettre d'information au début de l'entrevue aux infirmières de l'unité concernant le projet de thèse. Cette lettre leur expliquait le déroulement de l'étude (voir appendice G). Avant de débuter, chaque participante a signé le formulaire de consentement qui lui a été dûment expliqué par la chercheure (voir appendice F). Ensuite, les participantes ont répondu à un questionnaire sur les données sociodémographiques et professionnelles telles que l'âge, l'état civil, les années d'expérience, le statut d'emploi et la formation en soins infirmiers (voir appendice E). Le temps requis pour répondre à ce questionnaire a été d'environ 5 à 10 minutes. Par la suite, les infirmières ont participé à une entrevue qui consistait en un entretien individuel semi-structuré d'une durée d'environ 60 minutes enregistré sur cassette audio. L'entretien a eu lieu en dehors des heures de travail et s'est déroulé dans un environnement calme et paisible, soit au domicile des participantes ou au bureau de la chercheure.

## Outils de collecte des données

Questionnaire-entrevue

Selon Fortin (2010), le chercheur qui veut effectuer des entrevues semi-dirigées doit se guider sur un questionnaire-entrevue. Ce canevas permet d'orienter l'entrevue et d'aborder tous les thèmes recherchés, et ce, tout en tentant d'effectuer un nombre minimum d'entrevues (Fortin, 2010). Le questionnaire-entrevue, placé à l'appendice D, a été développé par la chercheure dans le cadre du cours Problématiques de soin

(SINF-6153). Il a été construit en tenant compte des écrits de Streubert et Carpenter (2007). Il comprend des questions ouvertes pour ce qui est de la pratique de la communication avec les personnes en fin de vie. La première question posée est la suivante : Qu'est-ce qui vous vient à l'idée quand vous pensez à votre façon de communiquer avec des personnes en fin de vie ? Par ce type de question, la chercheure présente de façon graduelle le phénomène de la pratique de la communication et invite la participante à parler de son vécu (Streubert & Carpenter, 2007). Cette question permet également d'établir une relation de confiance entre la chercheure et la participante.

En recherche qualitative, la chercheure joue un rôle actif, car elle s'engage à partager l'expérience décrite par la participante afin de mieux la comprendre (Fortin, 2010). Par la suite, d'autres questions sont posées à la participante. Voici un autre exemple : Me décririez-vous des expériences concernant des communications difficiles vécues avec des personnes en fin de vie? Cette question est neutre et elle permet à la participante de verbaliser sur les difficultés rencontrées lors de la communication avec des personnes en fin de vie. En phénoménologie, l'entrevue se termine par une question qui offre la possibilité à la participante d'épuiser la description du phénomène à l'étude (Streubert & Carpenter, 2007). Cette question est la suivante : Que dites-vous d'autre au sujet de la communication avec des personnes en fin de vie ? Tout compte fait, ce questionnaire-entrevue contient dix questions ouvertes qui permettent à la participante de partager son expérience vécue en lien avec la pratique de la communication avec des personnes en fin de vie.

Suite à la rencontre avec le comité d'approbation pour la présente recherche, les membres du jury ont suggéré d'insérer des sous-questions (*probes*) à trois endroits dans le questionnaire-entrevue, soit à la question 1, 2 et 4 afin de mieux cerner la pratique de la communication en lien avec le mourir. À noter que les questions du questionnaire-entrevue n'ont pas été modifiées. Par exemple, si l'infirmière ne mentionnait pas la communication au sujet de la mort à la question 1 « Qu'est-ce qui vous vient à l'idée quand vous pensez à votre façon de communiquer avec des

48

personnes en fin de vie? », la chercheure posait cette sous-question « Qu'est-ce qui vous vient à l'idée quand vous pensez à votre façon de communiquer avec des personnes en fin de vie au sujet de la mort? ». Cette façon de faire a permis à la chercheure de constater si la communication à propos de la mort faisait partie intégrante de son expérience de communiquer avec des personnes en fin de vie.

Formulaire des données sociodémographiques et professionnelles

Un formulaire sur les données sociodémographiques et professionnelles a été élaboré par la chercheure (voir appendice E). Le but de ce formulaire est de recueillir des données comme l'âge, le niveau de formation et l'expérience de travail. Ces données ont permis de tracer le profil des infirmières participant à l'étude.

Critères de rigueur scientifique

En premier lieu, une grille de validation méthodologique a été conçue pour le questionnaire-entrevue qui porte sur la pratique de la communication avec des personnes en fin de vie. Cette grille a été développée à l'aide des écrits de plusieurs auteurs (Fortin, 2010; Husserl, 1970; Streubert & Carpenter, 2007). Une fois la grille complétée, la chercheure a procédé à la validation méthodologique du questionnaire-entrevue auprès de trois professeures universitaires possédant une expérience en recherche phénoménologique. Le degré de conformité à l'égard des exigences requises pour le questionnaire-entrevue destiné à une recherche phénoménologique s'évaluait à l'aide d'une échelle de Likert, soit 1 (non conforme), 2 (plus ou moins conforme), 3 (conforme) et 4 (très conforme). Les questions 2 à 9 ont reçu une note de 4 de la part des trois juges expertes, ce qui veut dire que les questions étaient très conformes. La question 1 qui était « Qu'est-ce qui vous vient à l'idée quand vous pensez au phénomène de la communication avec les personnes en fin de vie? » a mérité une note de 3 de la part de deux juges, car elle manquait de clarté. Elle a été changée pour la question suivante : Qu'est-ce qui vous vient à l'idée quand vous pensez à votre façon de communiquer avec des personnes en fin de vie? Cette question est plus claire et spécifique. La dernière question (no. 10) qui était « Que vous dites-vous d'autres au sujet du phénomène de la communication avec les personnes en fin de vie? » a mérité une note de 3 de la part des trois juges. Deux juges avaient de la difficulté avec l'appellation « Que vous dites-vous d'autres... » et elles l'auraient changée pour « Que pourriez-vous ajouter... ». Il semble que cette façon de poser la question donne une direction à la question, car elle demande à la participante d'ajouter quelque chose. Il est important de demeurer dans la perspective phénoménologique, donc de poser des questions qui n'influencent pas la réponse des participantes, soit des questions neutres. La question 10 a été modifiée afin de la rendre plus claire : « Que dites-vous d'autre au sujet du phénomène de la communication avec des personnes en fin de vie » ? Une suggestion de la part d'une des juges a été de changer « les personnes en fin de vie » par « des personnes en fin de vie », car c'est plus défini et spécifique. En général, les trois juges sont en accord pour dire que le questionnaire-entrevue respecte la méthode phénoménologique.

Par la suite, deux entrevues pilotes d'une durée d'environ 45 minutes à une heure ont été effectuées auprès d'infirmières qui ont œuvré en soins palliatifs afin de procéder à la validation de compréhension des termes du questionnaire-entrevue. La première entrevue s'est effectuée avec une infirmière possédant trois ans d'expérience en soins palliatifs. Lors de l'entrevue, les réponses n'étaient pas toujours spontanées, elle hésitait avant de répondre. Les questions 5 et 6 lui ont occasionné quelques difficultés et la chercheure a dû reformuler la question 5 sans toutefois donner de direction. De plus, elle a posé la question 6 afin de l'aider à répondre à la question 5. La participante a mieux compris la question 5 après avoir entendu la question 6. La question 7 lui a occasionné de la difficulté en raison de son expérience limitée en soins palliatifs. La chercheure a dû reformuler cette question sans lui donner de direction. En général, l'infirmière a mentionné que les termes utilisés étaient faciles à comprendre, cependant elle aurait eu de la difficulté à répondre si la chercheure n'aurait pas été présente. Cette observation sera considérée lors de l'entrevue, c'est-à-dire que la reformulation de certaines questions sera effectuée en cas de besoin.

La deuxième entrevue s'est effectuée avec une infirmière possédant huit ans d'expérience en soins palliatifs. L'entrevue s'est très bien déroulée, les réponses de l'infirmière étaient spontanées et complètes. Elle comprenait très bien les termes et les questions posées sans explication de la part de la chercheure. L'infirmière a mentionné que la séquence des questions était pertinente. Pour la question 10, qui débutait comme suit « Que vous dites-vous d'autres... », elle a suggéré les appellations suivantes pour débuter la phrase : « Qu'avez-vous d'autres à dire... » ou « Que diriez-vous d'autres... ». Ces appellations sont plus communes dans le langage de la région d'Edmundston (Nouveau-Brunswick), ce qui faciliterait la compréhension de la question. En somme, l'entrevue effectuée avec l'infirmière possédant plus d'années d'expérience s'est mieux déroulée qu'avec l'infirmière moins chevronnée. Le contenu du formulaire sur les données sociodémographiques a été validé par les deux infirmières au début des entrevues. Les termes ont été bien compris, la suite des questions était logique et les questions étaient pertinentes. À noter que les deux infirmières rencontrées pour l'étude pilote n'ont pas fait partie de l'échantillon pour la présente étude.

La chercheure a également fait preuve de réflexivité, c'est-à-dire qu'elle a consigné par écrit ses présuppositions issues de la littérature, ses croyances personnelles ainsi que ses observations lors des entrevues afin d'assurer une certaine rigueur dans la démarche de recherche entreprise. La crédibilité reliée aux interprétations de la chercheure est seulement assurée lorsque la conscience réflexive de celle-ci est explicitée. Dans le cadre de la présente recherche, ce critère a été respecté par la tenue d'un journal de bord qui a permis de documenter les présupposés de la chercheure. Par exemple, lors des entrevues, la chercheure a observé que les infirmières étaient très sensibles et faisaient preuve de compassion lorsqu'elles verbalisaient au sujet de la communication avec des personnes en fin de vie. Ce critère de rigueur permet à la chercheure d'utiliser ses réflexions et sa subjectivité de façon crédible dans l'interprétation des résultats (Morrow, 2005; Vachon, 2010).

Ensuite, la chercheure s'est penchée sur des critères de rigueur additionnels de Morrow (2005) afin d'évaluer la valeur, l'apport et la pertinence d'une recherche effectuée dans un paradigme constructiviste-interprétatif. Les critères de rigueur de Morrow sont l'équité, l'authenticité ontologique, éducative et catalytique.

Tout d'abord, le critère d'équité se traduit par le souci d'avoir un regard compréhensif et englobant en rendant compte des différents points de vue des sujets et des valeurs qui leur sont sous-jacentes (Morrow, 2005). L'analyse et l'interprétation des résultats de la présente étude permet d'apprécier les différences individuelles entre les participantes.

Enfin, quelques critères relationnels assurant le respect et le bien-être des participantes ont été retenus (Gohier, 2004). Les critères d'authenticité renvoient au souci, de la part de la chercheure, de favoriser des apprentissages chez les participantes et d'induire une prise de conscience, voire même un désir d'action chez celles-ci (Morrow, 2005). D'une part, le critère d'authenticité ontologique se réfère au niveau de développement de la conscience expérientielle du monde des participantes ainsi que de leur croissance personnelle qui a été déclenché par le processus de recherche. Rappelons que la présente recherche propose une co-construction des expériences, c'est-à-dire que la description de l'expérience des participantes est bonifiée par le processus de réflexion de la chercheure permettant ainsi une certaine crédibilité des résultats (Morrow, 2005). La chercheure a respecté ce critère en utilisant des techniques d'entrevue qui ont permis d'explorer en profondeur l'expérience vécue des participantes à l'égard de leur expérience de discuter de la mort avec des personnes en fin de vie. D'autre part, le critère d'authenticité éducative permet aux participantes de la présente recherche d'approfondir leurs connaissances à l'égard de leur communication en lien avec le mourir (Gohier, 2004; Manning, 1997; Morrow, 2005). En effet, l'entrevue entraîne un processus de réflexion chez les participantes pouvant influencer positivement leur pratique. De plus, il aide les participantes à trouver les mots leur permettant de verbaliser leur expérience existentielle (Vachon, 2010). Enfin, l'authenticité catalytique se réfère à la stimulation chez les participantes d'agir, c'est-à-dire, que le processus de réflexion engendré par l'entrevue leur permettrait de donner un sens à leur expérience et pourrait les inciter à faire des changements dans leur pratique de communication en lien avec le mourir auprès de personnes en fin de vie (Morrow, 2005).

Plan d'analyse des données

Tout d'abord, un tableau mettant en relief le profil des participantes a été élaboré. Une secrétaire archiviste a été recrutée pour la transcription des entrevues. L'analyse interprétative phénoménologique de Smith et Osborn (2003) a été choisie pour traiter les données. La chercheure a effectué plusieurs lectures flottantes des entrevues pour s'imprégner de l'expérience vécue des participantes et établir une typologie. Lors de l'analyse, la chercheure s'est engagée dans un processus interprétatif afin de mieux comprendre le sens que les infirmières donnent à la communication en lien avec le mourir, à savoir comment les expériences de ces dernières sont liées ou diffèrent. Une grille de codification ouverte a été utilisée pour recueillir le verbatim de l'infirmière. L'analyse a débuté par la lecture du premier entretien intégralement retranscrit. Ensuite, la chercheure, selon son analyse interprétative, a surligné et annoté en marge les données les plus importantes. À partir de ces annotations, la chercheure a identifié tous les thèmes qui ont émergé de l'entretien, puis elle a tenté de comprendre les liens ou les oppositions entre ces thèmes. Un ensemble organisé et plus synthétisé de thèmes de différents niveaux d'abstraction selon l'analyse interprétative de la chercheure s'est bâti et a pris forme peu à peu. Ce processus d'analyse a été répété pour chacune des participantes. Enfin, la dernière phase consistait à confronter les analyses individuelles pour en dégager une vision globale. C'est ici que la chercheure a joué un rôle dans la création du sens qui émerge des données. Enfin, un logiciel informatique a été utilisé, soit le NVivo8. Ce logiciel de recherche a aidé à gérer, mettre en forme et donner un sens aux données recueillies. De plus, il a permis d'identifier des tendances et des thèmes, de rechercher des thèmes et enfin de produire des résultats solides et fondés (QSR International, 2010).

## Considérations éthiques

Le protocole de recherche a été accepté par les comités d'éthique de l'Université de Moncton et du Réseau de Santé Vitalité-Zone 4 (RSV-Z4). Un formulaire de consentement a également été élaboré avec le but et les modalités de l'étude (voir appendice F). Les participantes ont signé le formulaire de consentement avant de participer aux entrevues. De même, les participantes ont été informées qu'elles pouvaient se retirer de l'étude à n'importe quel moment. L'anonymat et la confidentialité ont été préservés, dans la mesure du possible, par un code numérique et un pseudonyme pour chaque entrevue. Cependant, étant donné la petitesse du milieu à l'étude, il est possible que des lecteurs puissent déceler ou deviner l'identité de certaines participantes par les données sociodémographiques et professionnelles, de même que par certains extraits de leur verbatim. Toutefois, la transcription intégrale de l'entrevue restera confidentielle et a été vue par trois personnes seulement, soit la directrice de thèse, la secrétaire archiviste et la chercheure de la présente étude. Des parties du contenu de l'entretien seront utilisées pour la thèse et pour une publication éventuelle dans une revue scientifique. La majorité des résultats seront traités de façon globale. Les cassettes audio des entretiens et les autres données recueillies seront conservées de façon sécuritaire, dans un classeur fermé à clef et seules la chercheure et la directrice de thèse auront accès à ces dernières. Les cassettes seront détruites cinq ans après la fin de l'étude.

## Forces et limites de l'étude

Tout d'abord, le devis de recherche utilisé est une force pour la présente étude. En effet, la phénoménologie interprétative a permis d'aller au-delà d'une simple description du phénomène à l'étude, car la chercheure, ayant déjà été infirmière en soins palliatifs, a été capable d'interpréter la façon dont les participantes ont attribué un sens à leur expérience. À cet égard, cette recherche contribue à l'avancement de la profession infirmière par son apport de connaissances au sujet de la pratique de la communication en lien avec le mourir de l'infirmière en milieu de soins palliatifs hospitaliers auprès des personnes en fin de vie. De plus, force est de mentionner que cette étude a été effectuée pour la première fois au Nouveau-Brunswick et au Canada.

Toutefois, bien que cette recherche offre un apport significatif de connaissances, elle présente également des limites. Tout d'abord, ce projet de thèse se situe dans un paradigme constructiviste-interprétatif et les résultats sont issus d'une co-construction de la chercheure et des participantes. À cet égard, il importe de mentionner qu'une recherche parallèle similaire pourrait engendrer des résultats quelque peu différents. Cette limite ne s'avère aucunement négative. Au contraire, la chercheure se soucie de reconnaître sa contribution subjective dans la description de l'expérience vécue des participantes. Par ailleurs, l'échantillon, homogène et non probabiliste, était constitué d'un petit nombre de participantes féminines (huit), ce qui limite la transférabilité des résultats. En effet, les résultats qui émergent de cette recherche sont limités aux infirmières qui œuvrent en soins palliatifs hospitaliers et ne peuvent être transférés à une autre population de professionnels de la santé, ou encore à une autre population d'infirmières œuvrant dans différents milieux, comme à l'extra-mural (soins infirmiers à domicile) et qui soignent des personnes en fin de vie.

Chapitre IV

Présentation des résultats

Ce chapitre porte sur la présentation des résultats de l'étude obtenus suite à l'analyse des données. Cette analyse exhaustive vise à mieux comprendre le sens de l'expérience vécue par des infirmières en soins palliatifs hospitaliers quant au phénomène de la pratique de la communication en lien avec le mourir auprès des personnes en fin de vie. Dans un premier temps, la chercheure met en lumière le profil des participantes à partir des données sociodémographiques et professionnelles recueillies. En second lieu, le chapitre expose les thèmes centraux et les sous-thèmes qui ont pris naissance et émergé tout au long de l'analyse des entrevues. Troisièmement, une analyse intégrale de chaque question provenant du canevas d'entrevue est effectuée, et ce, tout en tenant compte des principes qui sous-tendent la présente étude. Cette étape est enrichie par des exemples de verbatim tirés des entrevues. Finalement, un bref retour sur la question de recherche est effectué; celle-ci est sommairement mise en relief avec ladite catégorisation.

## Description de l'échantillon

Le formulaire de données sociodémographiques et professionnelles a permis de décrire l'échantillon qui est composé de huit infirmières immatriculées. Selon les données recueillies, trois infirmières sont âgées de moins de 30 ans. Deux sont âgées entre 30 et 39 ans, une infirmière est âgée entre 40 et 49 ans et les deux autres sont âgées de plus de 50 ans. Force est bien de constater que la proportion d'âge des participantes suit une courbe de distribution normale, et ce, de manière non intentionnelle. Par ailleurs, sept participantes vivent avec un partenaire dans les liens du mariage ou en union libre. Une infirmière vit seule à la suite d'un divorce. Parmi les participantes, cinq détiennent un baccalauréat de base en science infirmière et les trois autres possèdent un diplôme d'une école de techniques infirmières. Néanmoins, en ce qui concerne les autres formations pertinentes pour mieux soigner en fin de vie, une seule infirmière possède une certification en soins infirmiers palliatifs de l'Association des infirmières et infirmiers du Canada (AIIC). Quant aux conférences reliées à la communication avec des personnes qui sont mourantes, trois participantes sur huit affirment y avoir participé au cours des dernières années.

Parmi les participantes, la moyenne d'années d'expérience à titre d'infirmière immatriculée est de 14 ans et la moyenne d'années d'expérience à titre d'infirmière soignante en soins palliatifs est de huit ans. En ce qui concerne le type d'emploi, cinq infirmières occupent un emploi à temps partiel. Trois d'entre elles travaillent sur des relais de jour, de soir et de nuit tandis qu'une autre effectue seulement des relais de jour et de soir. Seule une infirmière travaille exclusivement sur des relais de nuit. Deux infirmières occupent un emploi à temps complet. Une d'entre elles effectue seulement des relais de jour alors que l'autre travaille sur des relais de jour, de soir et de nuit. Enfin, une seule infirmière occupe un emploi occasionnel sur des relais de jour et de soir. La moyenne d'heures travaillées par les infirmières à l'unité de soins palliatifs est de 25 heures par semaine.

Le tableau 1 illustre le profil sociodémographique et professionnel des infirmières. Chaque participante a été identifiée par un pseudonyme.

Tableau 1

*Profil sociodémographique et professionnel des infirmières*

| Pseudonyme | Caractéristiques sociodémographiques et professionnelles |
|---|---|
| Jovanie | Âge : moins de 30 ans<br>État marital : mariée<br>Langue parlée et écrite : français<br>Formation : baccalauréat de base en science infirmière<br>Années d'expérience à titre d'infirmière : sept<br>Années d'expérience à titre d'infirmière en soins palliatifs (SP) : cinq et demi<br>Type d'emploi : temps partiel sur des relais (15 heures/semaine en SP) |
| Josiane | Âge : entre 30 et 39 ans<br>État marital : mariée<br>Langue parlée et écrite : français |

| | |
|---|---|
| | Formation : baccalauréat de base en science infirmière<br><br>Années d'expérience à titre d'infirmière : sept<br><br>Années d'expérience à titre d'infirmière en SP : cinq<br><br>Type d'emploi : temps partiel sur des relais (22.5 heures/semaine en SP) |
| Denise | Âge : 50 ans et plus<br><br>État marital : mariée<br><br>Langue parlée et écrite : français<br><br>Formation : diplôme d'une école de techniques infirmières<br><br>Autres formations pertinentes : conférences au sujet de la communication avec des personnes en fin de vie<br><br>Années d'expérience à titre d'infirmière : 22<br><br>Années d'expérience à titre d'infirmière en SP : 16<br><br>Type d'emploi : temps complet permanent sur des relais (37.5 heures/semaine en SP) |
| Rose | Âge : 50 ans et plus<br><br>État marital : divorcée<br><br>Langue parlée et écrite : français<br><br>Formation : diplôme d'une école de techniques infirmières<br><br>Années d'expérience à titre d'infirmière : 38 ½<br><br>Années d'expérience à titre d'infirmière en SP : 20<br><br>Type d'emploi : occasionnel sur des relais (15 -22.5 heures/semaine en SP) |
| Julie | Âge : entre 40 et 49 ans<br><br>État marital : mariée<br><br>Langue parlée et écrite : français<br><br>Formation : baccalauréat de base en science infirmière<br><br>Autres formations pertinentes : certification en soins palliatifs (AIIC); conférences au sujet de la communication avec des personnes en fin |

| | |
|---|---|
| | de vie<br><br>Années d'expérience à titre d'infirmière : 15<br><br>Années d'expérience à titre d'infirmière en SP : quatre<br><br>Type d'emploi : temps partiel sur des relais (30 heures/semaine en SP) |
| Gabrielle | Âge : moins de 30 ans<br><br>État marital : mariée<br><br>Langue parlée et écrite : français<br><br>Formation : baccalauréat de base en science infirmière<br><br>Années d'expérience à titre d'infirmière : cinq<br><br>Années d'expérience à titre d'infirmière en SP : cinq<br><br>Type d'emploi : temps complet permanent sur des relais (15 heures/semaine en SP) |
| Lily | Âge : entre 30 et 39 ans<br><br>État marital : conjointe de fait<br><br>Langue parlée et écrite : français<br><br>Formation : diplôme d'une école de techniques infirmières<br><br>Années d'expérience à titre d'infirmière : 10<br><br>Années d'expérience à titre d'infirmière en SP : trois<br><br>Type d'emploi : temps partiel sur des relais de nuit (30 heures/semaine en SP) |
| Mélanie | Âge : moins de 30 ans<br><br>État marital : conjointe de fait<br><br>Langue parlée et écrite : français<br><br>Formation : baccalauréat de base en science infirmière<br><br>Autres formations pertinentes : cours en soins palliatifs et au sujet de la communication avec des personnes en fin de vie; conférences au sujet de la communication avec des personnes en fin de vie<br><br>Années d'expérience à titre d'infirmière : sept<br><br>Années d'expérience à titre d'infirmière en SP : trois |

| | Type d'emploi : temps partiel sur des relais de jour et de soir (30 heures/semaine en SP) |
|---|---|

### Analyse interprétative des entrevues

Rappelons que l'analyse qualitative des données est un processus d'allers et de retours entre la collecte des données qui exposent la réalité de l'échantillon, la description du phénomène à l'étude ainsi que la conceptualisation théorique afin d'en dégager l'essence. Pour ce faire, la chercheure a donc réduit le volume de l'information brute, éliminé les données changeantes et décelé les tendances significatives (Fortin, 2010). Le verbatim qui émane de la présente étude relate les propos des participantes et met en relief les expériences vécues à l'égard de leur communication en lien avec le mourir auprès des personnes en fin de vie. La chercheure reprend chacune des questions du canevas d'entrevue et fait émerger les perceptions, les sentiments, les réflexions et les expériences de chacune des participantes pour ensuite les classer en thématiques exposées à la page suivante. Notons que ces thématiques feront l'objet d'une synthèse intégrative dans le chapitre de la discussion des résultats. Il est à noter que le verbatim est transcrit tel quel, comme il est suggéré par les auteurs en recherche qualitative, et est dès lors typique de la saveur dialectique des gens du Nord-Ouest du Nouveau-Brunswick.

### Thématiques soulevées

Suite à l'interprétation des données, la chercheure a pu voir émerger cinq thèmes centraux et 12 sous-thèmes. Le tableau suivant en fait le dévoilement.

Tableau 2

*Thèmes découlant de l'analyse des données qualitatives*

| Thèmes centraux | Sous-thèmes |
|---|---|
| • Les paroles ne suffisent pas | Petits gestes iront loin : toucher, |

| | |
|---|---|
| toujours | s'asseoir, ÉCOUTER, soigner dans le respect, le calme et l'honnêteté/authenticité |
| • Parler de la mort : un voyage éprouvant au cœur d'un sujet sensible et délicat | « Y a pas de mots pour en parler ». Peur de blesser en abordant la finitude Suivre son instinct/intuition (sixième sens) La famille : à la fois aidante et exigeante |
| • Apprivoiser le mourir pour mieux en parler | Attendre l'invitation du patient pour franchir la porte du chemin de la finitude (tout en laissant savoir : « Je suis là »). |
| • Manque de temps "réel" pour parler de la finitude (et non de l'évitement de la part de l'infirmière) | Surcharge de travail physique et manque d'effectifs « Il faut avoir le temps pour parler de la mort ». L'occasion fait le larron : saisir ou créer l'opportunité de communiquer, peu importe la situation |
| • Choisir les bons mots pour bien accompagner en fin de vie | Un apprentissage à vie Un rôle partagé À chacun sa façon de faire pour communiquer en fin de vie. |

Les premières pensées

En premier lieu, la question suivante est interprétée : **Qu'est-ce qui vous vient à l'idée quand vous pensez à votre façon de communiquer avec des personnes en fin de vie?** Force est bien de constater que lorsque la chercheure a posé cette première question aux participantes, certaines d'entre elles n'ont fait aucune mention de leur communication en lien avec le mourir. Julie souligne ne pas juger et préfère laisser la chance à la personne mourante de verbaliser ce qu'elle ressent : « *...c'est important de...pas juger une personne qui vient nous parler, être bien ouverte à...tout commentaire sans imposer...nos valeurs...être douce...puis leur laisser la chance de...nous dire qu'est ce qu'ils "feels", qu'est-ce qui ont envie de vivre comme fin de vie...pis être présente avec eux autres* ». De son côté, la première chose qui est venue à l'idée de Josiane est le soutien qu'elle offre à la famille : « *Ben qu'est-ce qui me vient à l'idée, c'est souvent...donner du support à la famille, sont...dans une phase de choc...quand leur père ou leur mère viennent aux palliatifs, y savent, y pensent qui vont sortir...de l'hôpital...y vont guérir...fait que nous autres ben, c'est pas facile d'essayer de les amener à une réalité là-dedans* ». Denise, pour sa part, parle de l'importance du toucher : « *La première des choses, c'est le toucher* ». D'ailleurs, Josiane le mentionne également : « *...faut être là, leur tiendre la main, le toucher thérapeutique...je l'utilise tout l'temps* ». Toutefois, les infirmières cernent nettement la finitude lorsque la sous-question (*probe*) suivante est posée : **Qu'est-ce qui vous vient à l'idée quand vous pensez à votre façon de communiquer avec des personnes en fin de vie au sujet de la mort?** Leur verbatim en réponse à cette question est cité dans les paragraphes qui suivent.

Le verbatim en lien avec cette question permet de constater que plusieurs infirmières affirment ne pas avoir de mots pour parler de la finalité de la vie. D'ailleurs, Jovanie éprouve des difficultés à cerner le sujet de la mort avec une personne en fin de vie : « *...je trouve ça difficile...je sais pas...commencer une conversation à propos de ça...ça me met mal à l'aise...je cherche les mots souvent, comme quoi...dire...quoi leur répondre...* ». Gabrielle avoue également ne pas savoir comment entreprendre une conversation au sujet de la mort : « *...on sait pas trop comment...on dirait que chaque cas est différent pis chaque personne le prend de façon différente, pis ça vient dur d'essayer...* ». Elle considère cependant que ses difficultés peuvent sensiblement résulter d'un manque de pratique : « *Je manque peut-être même d'expérience parce* *que je sais pas exactement quoi dire, qu'est-ce qui est bon de dire, qu'est-ce qui est pas bon, pis ce que la personne veut que je dise* ». Gabrielle dit se sentir à l'aise de parler de tout et de rien avec une personne en fin de vie : « *Je me sens à l'aise...je va m'adresser à eux autres comme à n'importe quel patient...qui serait pas en fin de vie...y avait pas de communication côté...t'sais personne mourante* ». Cependant, lorsqu'elle doit parler de finitude, elle se retrouve souvent dans une impasse avec les mots : « *...mais si on va pis on essaie de jaser de ça...je me sens peut-être ben un p'tit peu plus mal à l'aise...je sais pas trop par quoi commencer...* ». De ce fait, l'infirmière qui se sent mal à l'aise d'aborder le sujet de la mort ne favorise pas nécessairement une relation de partenariat avec la personne en fin de vie afin d'individualiser les soins de cette dernière le mieux possible (Schuster & Nykolyn, 2010). Pour sa part, Josiane dit qu'il n'existe pas de mots magiques et que l'écoute active demeure parfois la meilleure porte de sortie : « *...qu'est-ce qui me vient à l'idée...de façon à communiquer, souvent y a pas de mots...à dire, c'est d'être là pis souvent...t'es là, tu les écoutes* ».

Denise, une infirmière chevronnée, verbalise plutôt sur sa façon de communiquer en réponse à la première question : « *Le toucher...c'est une façon à moi de communiquer, pis la deuxième chose, c'est d'être honnête avec eux autres. Je dois soigner le patient avec le plus d'honnêteté que possible...c'est ma façon à moi...* ». De plus, elle précise qu'elle se sent très à l'aise de parler de la mort : « *...je suis vraiment à l'aise là–dedans. Les pleurs pour moi sont une...médecine, sont une guérison pour la personne et moi-même, l'âme. Une personne qui est trop rigide, qui est trop dure, qui est non émotionnelle aurait de la difficulté à soigner ces gens-là...* ». Denise est d'ailleurs convaincue que le cheminement vers la mort nécessite une certaine collaboration entre l'infirmière et le patient : « *C'est ensemble qu'on va tourner la page...d'avoir beaucoup de compassion, de régler des choses non réglées qu'ils doivent régler avant de quitter ce monde-ci* ».

Pour sa part, Josiane considère qu'il est important de respecter le cheminement du patient face à sa propre mort : « *Y en a qui sont ouverts à ça tandis qui en a qui sont pas ouverts mais faut respecter...tranquillement leur cheminement...faut pas trop aller pousser...de leur faire dire des choses qui sont pas prêts à dire. Faut respecter ça quand même ».* Rose précise également qu'elle respecte le cheminement de la personne en fin de vie : *« ...d'évaluer où elle est rendue dans...son cheminement...d'être capable de la suivre...d'aller lui aider dans...son cheminement vers la fin de vie...sans lui imposer...nos directives...faut les respecter là-dedans ».* Dans le même ordre d'idées, Mélanie attend que le patient soit prêt pour en parler : *« La première chose qui me vient à l'idée, c'est...l'évolution de la personne dans sa maladie...j'irai pas comme forcer le patient à parler de la mort...j'attends que la personne soit prête...pis qui se sente à l'aise avec moi... ».* À cet égard, le simple fait d'attendre que la personne soit prête pour en parler témoigne d'une grande compréhension de la part de l'infirmière, ce qui favorise une relation de confiance entre les deux parties. D'ailleurs, Lily relate cette relation de confiance dans l'approche qu'elle utilise envers la personne mourante : *« ...ce qui me vient à l'idée surtout...c'est ma façon d'être, je veux que les patients soient en confiance, pis qui soient bien quand y me parlent, qui aient pas peur de me communiquer...qui aient de la confiance envers moé, pis après ça, on dirait que ça y va tout seul ».* Elle avoue qu'elle n'a pas peur de parler de la mort : *« J'ai pas nécessairement de la peur...mais...je veux qui soient à l'aise avec moé pis que je leur montre une bonne attitude pour qui peuvent s'ouvrir là...».*

Par ailleurs, Julie considère important de bien préparer la personne pour en parler : *« on doit quand même préparer la personne à en parler, on peut pas juste arriver pis commencer à parler de ça tout de suite... ».* Josiane précise qu'il existe des signes qui indiquent que la personne a progressé à un stade où elle est prête à parler de la mort : *« ...des fois y a des p'tits signes qui me fait voir qui sont prêts...oui des signes là, qui me font voir que: "Ah, ben là, t'sais, je suis dans...mes derniers temps pis là ma famille a venu me voir."...c'est là que, je...peux poser des questions ouvertes ».* Une fois que la personne est prête, Gabrielle considère qu'il est essentiel de la laisser verbaliser sur la finitude : *« ...je laisse beaucoup parler le patient...si je vois qui est prêt...premièrement...pour lui la mort, ça signifie quoi?...est-ce que c'est quelque chose...qui lui fait peur...?* ». Elle avoue débuter une conversation au sujet de la finitude en demeurant discrète : « *...je m'assis avec pis on commence à parler de tout et de rien pis ça s'enligne tranquillement vers le sujet...des p'tits sujets que...commencer à parler de la famille...après ça on dirait que là ça s'enligne...ses intérêts...ses rêves, sa famille...* ».

Un retour sur leur pratique de la communication

La question suivante permet à l'infirmière de faire un retour sur sa pratique de communication : **Comment voyez-vous vos pratiques de communication avec des personnes en fin de vie?** Jovanie considère qu'elle manque d'expérience : « *...j'aimerais avoir plus d'expérience disons, parce que j'en vois qui ont plus d'expérience qui communiquent beaucoup plus, c'est comme plus facile pour les autres, tandis que moi je trouve que je manque de pratique...ça vient que je sais pas quoi dire là...tu veux trouver les bons mots pour leur répondre là, t'sais, comme tu veux pas...dire quèque chose pis que ça les blesse...ça vient que tu sais plus quoi dire...c'est ça...essayer de trouver les mots...* ». Josiane voit sa pratique comme un soutien à la personne afin de la préparer à sa propre mort : « *Ben je vois ça comme...un support pour la personne qui va mourir...si je peux la préparer...qu'a soit prête pis qu'a meurt dans la dignité, ça c'est chapeau là* ». Elle ajoute également qu'elle ne craint pas de parler de la finitude et qu'elle voit sa pratique de façon positive : « *J'ai pas peur...ça dépend...des personnes malades...je me sens ben là-dedans pareil...je vois que ma pratique...ça peut être positif* ». Denise se voit comme un guide à travers la communication : « *Je me vois comme un guide...je suis là pour les guider vers l'inconnu à cause de l'expérience que j'ai...on n'amène rien avec nous sauf notre pureté. Sauf notre bagage de vie qu'on doit régler avant de partir pour partir plus légèrement. C'est ma façon à moi de voir les choses pis des guider là-dedans. Pis le trois quart du temps, je travaille avec eux, je vais chercher leur confiance durant les soins de base...on fait un toucher qui, on règle des choses, on rit, on taquine, on pleure ensemble, et c'est de même qu'on va chercher*

66

*leur...confiance...* ». Par ailleurs, Gabrielle préconise le respect et la relation de confiance dans sa pratique de communication : « *...toujours respect en premier...j'essaie d'établir une bonne relation de confiance...au départ...un coup que ça a comme connecté là, m'semble après ça, ça va ben...c'est d'y aller tranquillement...* ». Elle décrit son approche qui s'effectue en douceur avec la personne en fin de vie : « *...j'va m'approcher, des fois je vais même m'assir sur le lit...la façon qui te regarde...pis des fois je vais essayer de...jaser, comment ça "feel"...comment qui prennent ça vos enfants?...je me sens plus à l'aise, mais de, de foncer, non...j'y va tranquillement* ». Dans sa pratique de communication, Mélanie fait preuve d'une grande écoute et elle utilise fréquemment l'accentuation lors des conversations au sujet de la mort : « *Ben y a beaucoup d'écoute là...je vais écouter beaucoup plus que je vais parler...mettre des accents sur certains mots pour qui continuent à développer qu'est-ce qui ressent...sans aller tout de suite au sujet de la mort directe, contourner tranquillement puis...après ça ben, commencer à parler...de la mort* ». Elle ajoute qu'elle trouve plus difficile d'approcher des personnes qui vivent dans le déni, mais elle affirme ne pas les abandonner pour autant : «*...c'est surtout avec les patients qui sont plus fermés, qui sont beaucoup en déni...j'ai plus de difficulté...à les approcher...je vais quand même faire les tentatives...je m'assois à tout les jours, j'essaie de m'assoir avec eux autres pis, essayer d'en parler p'tit à p'tit...* ». Force est bien d'admettre que les pratiques de communication efficaces sont positives pour la personne soignée. D'ailleurs, l'infirmière observe une meilleure satisfaction de la personne soignée et une diminution de son anxiété lorsque la communication s'avère fluide (Brown et al., 2009; Schuster & Nykolyn, 2010).

Le manque de temps réel ainsi que la lourde charge de travail avec peu d'effectifs influencent grandement les pratiques de communication de Rose : « *Ben c'est des fois que...on est beaucoup..."timées"* (minutées)*...pour...faire notre travail...avec la demande là t'sais de tout l'monde, on essaie...de soulager...d'entourer chaque personne, mais je trouve ça difficile des fois parce que y a des choses avec la papeterie pis avec toutes les exigences du métier, que je trouve ça un p'tit peu* *difficile de…pouvoir…leur donner toute l'attention qui ont besoin* ». Elle ajoute que l'âge de la personne en fin de vie est un facteur qui influence également son approche : « *Des fois on a eu des personnes plus jeunes, des personnes que, je sais pas…des fois c'est difficile parce qu'on…sait pas si on doit poser certaines questions…mais…y a des personnes que c'est plus facile que d'autres, c'est sûr* ». Dans la même veine, Julie dit : « *…ça dépend c'est certain…si c'est une personne de mon âge…c'est un peu plus difficile parce que je suis confrontée…à…ma mort qui peut arriver…les personnes plus âgées, ça se fait quand même assez ben* ».

Lily, l'infirmière de nuit, verbalise que c'est en prodiguant des soins qu'elle a l'opportunité de parler avec la personne, mais pas nécessairement de la mort : « *Ben moi étant donné que…je travaille seulement de nuit, les pratiques de communication, ça se fait surtout quand les patients sont éveillés pis y ont besoin de quelque chose…comme donner un calmant ou amener quelqu'un à toilette, les personnes parlent pis là ben t'essaie…à ce moment-là, t'essaies de communiquer avec eux autres…* ». Elle ajoute que le sommeil de la personne peut être perturbé si elle entreprend une conversation sur le mourir : « *c'est plutôt rare que la nuit on a une grosse pratique de communication…ça m'arrive rarement au sujet de la mort. On dirait que les patients…c'est peut-être pas un bon moment pour…communiquer de ça pis de commencer à parler de ça en plein cœur de nuit…se troubler…se perturber le sommeil parce qui ont parlé de* (la mort)…*personnellement moi je sais que parler de la mort la nuit, c'est plutôt rare* ». De plus, Lily poursuit dans la même veine, soit la difficulté d'aborder le sujet de la fin de la vie avec ses patients la nuit, car elle ne sait pas toujours où ils sont rendues dans leur cheminement : « *…à nos rapports* (rapports de fin de relais de soirée), *on se parle jamais de où ce qu'on est rendues à parler de la mort avec un tel…nous autres* (les infirmières de nuit) *on sait pas…où chacun est rendu* ». De ce fait, Lily avoue qu'elle ne débutera pas une conversation au sujet de la mort, elle attend plutôt que cet acte subtil et délicat soit amorcé par le patient : « *Pis moi je suis pas quelqu'un qui va aller parler de la mort…si la personne m'en parle, je vas parler avec elle mais pas nécessairement avec des questions ouvertes…je poserai* *pas de grosses questions...faut trouver des bons mots...je suis pas l'experte là-dedans...* ». Il semble que les pratiques de communication plus difficiles et moins adéquates occasionnent une communication davantage inefficace entre l'infirmière et la personne soignée, des besoins mutuels non comblés, du stress ainsi qu'un manque de confiance de la part de l'infirmière quant à son habileté de communiquer sur le sujet de la finitude (Schuster & Nykolyn, 2010).

Les expériences positives

La question qui suit est reliée aux expériences positives de communication : **Me décririez-vous des expériences vécues concernant des pratiques efficaces de parler de la mort avec des personnes en fin de vie?** Tout d'abord, Jovanie mentionne que pour avoir une conversation thérapeutique sur un sujet encore tabou comme la mort, et ce, sans trop engendrer de souffrance psychologique, la personne en fin de vie doit être prête et décidée à en parler : « *...y a des clients des fois qui...sont plus prêts...parce que...ils acceptent...c'est plus facile à communiquer...y comprennent plus...* ». Par ailleurs, Josiane dit avoir vécu plus de situations impliquant la famille : « *Moi j'ai vécu plus de situations où ce que le patient...y pouvait pu parler...c'est pour ça je me réfère plus à famille* ». Elle relate une situation significative pour elle et l'approche qu'elle a adoptée envers le couple : *...la madame était sous le choc que son mari...passait aux soins palliatifs, que y était rendu là. Je me suis assis à côté d'elle, j'y ai pris la main...j'ai pris la main du monsieur, parce qui réagissait encore mais y parlait pas...parce qui entend tout l'temps...pis c'est là je lui ai expliqué que...t'sais j'ai été obligée d'y dire...que son mari...y était en fin de vie...* ». À travers cette expérience de croissance personnelle de part et d'autre, Josiane a été thérapeutique en saisissant par intuition le bon moment, car elle a créé une relation de confiance tout en démontrant de la compassion par le toucher.

Denise parle également de son approche avec les personnes en fin de vie afin de gagner leur confiance : « *...ma façon à moi, souvent je m'assois avec eux pis je leur dis: "Je suis pas là comme...la personne qui doit les juger, si qu'il est bien, si qu'il est mal." Ma façon à moi est d'être la plus simple possible avec eux, pis parler d'un* *langage quand même clair...mais moi, j'ai pas vraiment de technique spéciale, j'attends juste que le patient soit à l'aise pis y me rouvre la porte, pis il me parle d'un mot qui va me permettre de rentrer pis d'aller voir avec eux...qu'est-ce qui vous effraie là-dedans? À ce moment-là...je vais chercher un gros bagage, souvent, souvent y ont des confidences, pis c'est incroyable des fois ce qui peuvent dire, pis y a des fois y pleurent...et toi t'es là pour les réconforter, en respectant leur façon à eux de voir ça pis en les voyant, en les faisant voir l'autre côté de la médaille qui est positif là-dedans ».* Denise ajoute : « *Ça prend juste être soi-même pis de se laisser aller vers les émotions de l'autre pour comprendre qu'est-ce que l'autre vit...j'en n'ai pas vraiment de façon spécifique mais j'attends juste que la personne vienne à moi, elle me dit quelque chose qui me permet d'aller voir ce qu'il se passe avec cette personne-là, pis l'expérience est unique à chacun* ».

Quant à Julie, elle est convaincue que le secret pour avoir des pratiques efficaces de communication avec des personnes en fin de vie se retrouve dans la façon d'agir et d'être de l'infirmière : « *Premièrement, quand on arrive dans la chambre du patient, faut qu'on ait l'air calme. Si on a l'air stressée pis qu'on parle fort pis qu'on essaie d'aller vite, euh, on pourra pas...il faut prendre le temps de s'assir à côté du patient...le regarder...y faut qu'on prenne toutes les petites chances que le patient nous donne pour rentrer dans cette conversation-là...c'est sa façon de dire les choses...y a pas de phrase magique qui me dit...on y va, on lui parle de ça...t'sais même des fois c'est juste...il peut me dire...qu'est-ce qui m'arrive?* ».* Gabrielle, pour être efficace, avoue ne pas s'avancer en premier pour aborder le sujet de la mort : « *Dans ma pratique à moi, qu'est-ce qui est efficace, je suis pas trop celle...je suis pas rendue à ce point-là...d'essayer d'aborder la mort là en premier...j'attends que la personne elle me lâche...des p'tits "hints"* (indices)... ».* Elle ajoute qu'elle utilise l'accentuation afin d'inciter la personne de continuer à parler : « *...qu'est-ce qui est efficace souvent, c'est...l'accentuation...si tu vas trop directe, moi je suis pas à l'aise là-dedans pis les patients souvent c'est comme, ça a venu comme trop vite...tu le sais même pas si eux autres sont prêts à en* (parler)...*moi c'est ma peur...* ».* Lily, de son côté, dit utiliser le reflet et l'écoute afin d'essayer de capter adéquatement les intentions et les sentiments de la personne en fin de vie : « *...tout en faisant nos affaires, y nous lâchent une phrase comme ça...je fais plus du reflet, pis là je dis: "Vous êtes prêt à partir." Pis...là il m'en parle: "Oui, mes enfants sont au courant, mes affaires sont réglées." Bon, je laisse la personne parler...je le laisse s'ouvrir...même si des fois on est plus pressées...on prend le temps d'écouter...y ont plus besoin de soutien...de se sentir...compris* ».

Mélanie parle d'un patient qui ne démontrait aucune ouverture pour parler de la mort et qui était constamment confronté à ce sujet par les infirmières. Elle décrit son approche plutôt discrète qui s'est avérée très efficace : « *...j'étais là à tous les jours...j'arrivais pis je m'assisais avec lui...parce qu'au début t'sais je le sentais méfiant...fait que je m'assisais à tous les jours avec lui pis je parlais de tout et de rien...une bonne journée c'est ça...je me souviens y était...dans salle de bains pis...on dirait qui avait compris que...je le respectais...que je le forçais pas là à en parler pis...y s'est mis à m'en parler tout seul...y s'est assis avec moi pis y a pleuré...j'ai juste fait de l'écouter...sans mettre de pression sur lui* ». Par ailleurs, Mélanie mentionne également que la communication ne se fait pas seulement par les paroles, mais par des gestes empreints de compassion : « *...je lui avais fait un massage...t'sais y a la communication par les soins aussi...y a le parler, on parle beaucoup mais le parler avec...les soins, les gestes...le toucher c'est beaucoup* ».

## Les expériences difficiles

La question suivante permet aux participantes de verbaliser sur des expériences difficiles de communication : **Me décririez-vous des expériences concernant des communications difficiles vécues avec des personnes en fin de vie?** Jovanie décrit une situation où la personne s'était dite prête à mourir au début de son hospitalisation à l'unité des soins palliatifs, mais elle a changé d'idée en cours de route : « *...une des dernières que j'ai vues...elle était pas prête...mais elle s'avait dite prête...c'était comme difficile...elle voulait pas mourir...je savais plus trop les mots puis les termes à utiliser pour lui expliquer qu'il y avait plus rien à faire...j'essayais d'éviter un petit*

71

peu des fois...j'ai tout le temps peur de lui dire quèque chose pis lui faire de la peine...parce que je voulais pas...la blesser...». Dans le même ordre d'idées, Josiane trouve elle aussi ardu d'avoir un entretien au sujet de la mort quand la personne mourante n'est pas prête à en parler : « *C'est quand la personne: "Ah, ben non, je, t'sais je vas pas mourir moi là"...là c'est difficile à la ramener...tu sais pas quoi c'est dire...est pas prête encore...tu peux pas la forcer non plus...fait que ça peut prendre des semaines* ». Rose éprouve les mêmes difficultés et partage une situation particulière : «*...j'avais un monsieur qui...voulait rien savoir...y a jamais voulu rien savoir de la mort, de rien, pis ça je trouvais ça difficile...mais je trouve que quand même y a une certaine communication, même si y le veulent pas...c'est...la communication non verbale* ». Elle ajoute : « *T'sais, si y sont pas prêts à en parler, nous autres on peut pas les forcer...pis on avait beau essayer toutes les façons mais y voulait vraiment pas...coopérer. Ça fait que...on leur donne les meilleurs soins possibles pis y finissent à quelque part...de s'adoucir là* ». Selon son expérience, Lily éprouve de la difficulté à trouver les bons mots lorsque la personne n'accepte pas sa situation : « *...c'est plutôt ceux-là qui acceptent pas, que c'est difficile...j'ai de la misère des fois à...trouver plus les mots là quand c'est dans le négatif...pour pouvoir m'exprimer...j'ai l'impression de pas avoir nécessairement les...bons mots...pour...ce qu'ils auraient besoin d'entendre...* ». Mélanie considère que ses expériences plus difficiles de communication surviennent lorsque la personne se ferme à toute confidence et qu'elle demeure fixée au stade de la colère : « *Écoute, qu'est-ce qui est difficile...c'est que la personne se ferme complètement...je me souviens de quelqu'un...avec qui on pouvait pas avoir aucune communication, qui était...complètement en colère contre la situation, qui voulait même pas rien savoir de nous autres...qui s'en va comme ça...ça te fait mal parce que tu sais qu'a s'en va pas...en paix...parce qu'a l'est tellement en colère...* ». La chercheure lui a demandé de quelle manière elle a géré cette situation : « *J'ai géré ça en...demeurant ouverte pis en respectant la personne...en restant moi-même...je respectais qu'est-ce que la personne...sentait pis...écoute, des fois y a rien qu'on peut faire...on n'a pas le contrôle...* ».

72

Jovanie mentionne également qu'elle a vécu des situations difficiles de communication au sujet de la mort lorsque les personnes mourantes étaient dans la fleur de l'âge : « *C'est comme les personnes âgées sont plus ouverts...y ont déjà fait une partie de leur vie, tandis que...les plus jeunes...ils ont des familles...ils ont des enfants jeunes...je trouve c'est plus les personnes âgées qui vont commencer à parler tandis que les personnes jeunes, ils vont éviter de parler...je suis pas une personne qui va commencer nécessairement à parler surtout de la mort...quand que ça vient du patient...je me sens plus à l'aise...parce que là...ça me gêne un peu...de commencer une conversation concernant la mort parce que, t'sais je me dis peut-être qu'ils sont pas prêts à parler de ça* ». Tout comme Jovanie, Lily affirme qu'elle ne débutera pas la conversation au sujet de la mort, elle laisse plutôt la parole au patient : « *C'est le patient moi qui vient à moi pis qui me parle, quand y a fini pis y veut pu, c'est fini...je sais pas quoi c'est dire nécessairement...c'est pas moi qui mène la conversation...moi je suis le flot* ». Josiane avoue également que la communication au sujet de la mort avec des personnes plus jeunes lui fait vivre beaucoup d'émotions : « *...y en a là que c'est, c'est jeune...ça poigne...c'est l'âge à ma mère...ça vient me chercher...pis la communication avec ces personnes plus jeunes-là, j'ai un p'tit peu plus de difficulté* ».

Parallèlement, Julie explique qu'elle éprouve des difficultés à communiquer au sujet de la mort avec des personnes de son âge ainsi qu'avec des hommes : « *c'est difficile d'en parler avec quelqu'un de notre âge...c'est difficile d'en parler avec...plus les hommes que les femmes...c'est difficile d'en parler quand la famille est trop envahissante* ». Elle ajoute : « *...les hommes sont, sont pas faciles à parler de ça...parce qu'eux autres, ils se disent...j'ai toujours été le pilier de la famille pis là c'est moé qui s'en va, qu'est-ce qui va arriver à mon épouse, qu'est-ce qui va arriver à mes enfants?* ». Julie précise : « *...souvent les hommes...partent sans être prêts...ils acceptent pas, pis...ça arrive chez les hommes, plus souvent que chez les femmes...mais je dirais que...des personnes vraiment de mon âge, j'ai trouvé ça difficile de parler avec eux autres* ». De ce fait, Julie mentionne qu'elle a peur de les blesser : « *Pis en quelque part...on sait qu'en parlant de la mort...on peut peut-être* *leur faire de la peine, mais en même temps, c'est une bonne peine...* ». Gabrielle est convaincue qu'il est plus facile de donner des exemples de situations difficiles de communication au sujet de la mort : « *Honnêtement, c'est plus facile ça parce qu'il y a...moi je trouve qu'il a beaucoup plus de* (situations) *difficiles que de faciles...* ». Elle juge que son manque d'expérience ainsi que ses craintes l'empêchent de trouver les bons mots pour parler de la mort lors de situations difficiles : « *...tu peux pas trop...en dire...faut pas tu donnes des fausses croyances...elle était jeune...j'ai trouvé ça vraiment dur pis je trouvais ça dur d'aborder la mort, même si elle...je le savais moi que c'est là qu'elle s'enlignait, mais elle, elle me le disait pas, j'osais pas trop...c'est ma peur...des traumatiser, carrément là...* ». Elle ajoute qu'elle est consciente de ses faiblesses et qu'elle aimerait être mieux outillée et en faire davantage pour arriver à bien communiquer : « *Je trouve ça dur de savoir quoi dire, quand le dire...j'aimerais ça d'essayer d'en faire plus mais je manque d'expérience...mon but ce serait souvent ça là, t'sais, j'aimerais savoir qu'est-ce qu'elle pense...elle va mourir là...bientôt...mais si elle m'en lâche pas un p'tit "hint"* (indice) *avant...j'ai de la misère* ». Gabrielle fait le constat qu'elle se sent plus à l'aise de parler de la finalité de la vie avec la famille : « *T'sais moi je me dis, il faut que je sois à l'aise pour essayer d'aborder, si je suis pas à l'aise, ça donne rien que je m'assise...souvent je vais le faire avec la famille* ». Mélanie, de son côté, mentionne que la famille peut gêner ou entraver la communication avec la personne mourante : « *...une patiente qu'on pouvait aucunement rester avec tout seule, qui s'ouvrait pas quand la famille était là...a voulait commencer à nous dire quelque chose mais la famille a rentré pis tout de suite...a s'est refermée...y a des patients que ça les aide que la famille soit là, autant que c'est le contraire...que ça les referme complètement* ».

Denise relate une situation difficile où elle a dû confronter le patient au sujet de sa condition terminale afin de le faire réaliser qu'il allait mourir, car il était dans un déni immuable : « *...y voulait jamais entendre parler de la mort...j'ai dû aller à lui pis y dire: "Je suis désolée, j'ai à vous dire que la vie doit s'arrêter un jour pis on est rendu* *là." Y m'a dit: "Non, ma fille, dis-moi pas de quoi de même." Pis je lui ai dit: "C'est pas que je veux vous le dire, c'est que je suis dans l'obligation de vous le dire...pis y a pleuré, pis y a dit à sa famille... :"Ça prend elle pour m'avoir fait voir ça"* ». Elle ajoute que la communication en lien avec le mourir est un défi de grande envergure pour la majorité des infirmières : « *Oui, on doit les mettre toujours à l'épreuve. Y a un moment pour tout, c'est comme je le dis, on choisit pas, le moment arrive pis y est là, la porte s'ouvre et tu rentres et tu lui dis: "Tu dois faire face." Pour nous, c'est quand même quelque chose, tu dis: "Eh, c'est un "challenge" que j'ai là, j'ai à faire face à ça."* ».

Les pratiques efficaces

La question suivante permet aux infirmières de décrire les pratiques de communication efficaces : **Pouvez-vous me dire quelles pratiques de communication vous aident le mieux à parler de la mort avec des personnes en fin de vie?** Jovanie affirme qu'une de ses pratiques efficaces est de poser des questions ouvertes : « *...souvent j'irais poser plus de questions ouvertes qu'ils peuvent répondre...pas vraiment par oui, par non...pour qu'ils peuvent élaborer plus au niveau du sujet* ». De plus, elle se place au même niveau que la personne et elle utilise le toucher thérapeutique à l'occasion : « *...si je sens qu'ils ont besoin de parler...je vais m'assir un peu à côté d'eux autres pis je vais essayer de communiquer...c'est sûr que le toucher va venir, mais...quand c'est des personnes qui sont moins* (à l'aise avec le toucher)*...t'sais, je suis moins...à l'aise ouais...* ». Avant de débuter une conversation en relation avec la mort, Jovanie s'assure que l'environnement est calme, paisible et propice à l'échange : « *Ben je peux peut-être...juste fermer un p'tit peu la porte...t'sais tranquille...pas de bruit...* ». À travers l'entretien, Josiane observe les comportements non verbaux de la personne, elle fait preuve d'écoute active et elle utilise également des questions ouvertes : « *...la communication, ben ouverte, pis la communication non verbale...quand je vois qui a la larme à l'œil...je leur dis là: "Comment ce que vous vous sentez aujourd'hui Madame? T'sais vous avez pas de l'air à "feeler" aujourd'hui."...je reste là, je les écoute* ». Josiane avoue qu'il y a des moments où les paroles sont moins appropriées et elle met alors l'accent sur de petits gestes concrets : «*Une poignée de mains. Souvent, j'ai pas besoin de parler...souvent...y a des circonstances que, que dire des choses, c'est comme de trop* ». En effet, elle soutient que pour communiquer, ce n'est pas toujours nécessaire d'utiliser des mots : « *T'sais c'est des p'tites choses, des pratiques de communication, c'est pas juste des mots. C'est comme je te dis, c'est des attentions...ouvrir la télévision...ouvrir les rideaux le matin...ça peut être ben banal...de rentrer comme infirmière pis d'être de bonne humeur...d'avoir un sourire...d'être attentionnée* ». Sans aucun doute, la communication se transmet de manière consciente et inconsciente par le comportement verbal et non verbal, et de manière plus globale, par la manière d'agir et d'être de l'infirmière (Devito, Chassé & Vezeau, 2008; Miller, 2005; Phaneuf, 2002; Potter & Perry, 2010). Par ailleurs, Josiane est une personne très chaleureuse et elle transmet cette chaleur à travers le toucher : « *Fait que là...''T'sais, c'est qu'on va être là Madame avec vous...on va vous tiendre la main, pis on va vous parler...on va essayer de vous soulager le mieux que possible...''* ». Les questions ouvertes et l'écoute active font également partie intégrante des pratiques efficaces de communication utilisées par Julie : « *Je te dirais que...j'suis quelqu'un...qui écoute beaucoup...que je laisse beaucoup les personnes parler pis ça me donne la chance de pouvoir analyser un peu avant de commencer à vraiment leur parler...je vais m'assir...parce que, être debout en avant pis le regarder de haut, ça, ça aiderait pas...je vais être calme mais comme je te dis, je vais le laisser parler pour voir...si vraiment...c'est un bon temps...* ». Elle brosse un portrait d'une conversation typique qu'elle peut avoir avec un patient : « *...je commence par lui demander...qu'est-ce qui pense qui s'en vient, comment qui veut vivre ça, qu'est-ce qui pense qui pourrait faire pour que ce soit plus positif...je lui dis pas quoi faire mais je lui propose des choses...pour qu'il peuve prendre plus conscience de...sa mort...* ».

Contrairement à Josiane, Julie et Jovanie, Gabrielle explique qu'elle joue un rôle plus passif et effacé dans la communication au sujet de la mort avec le patient et semble se dévaloriser quelque peu : « *...je suis beaucoup plus...passive qu'active...* ». En effet, elle utilise l'accentuation et l'écoute active et elle évite de poser des questions ouvertes : « *...moi je fais beaucoup...d'accentuation...je suis pas trop...question ouverte...je dirai pas...: "Êtes-vous prête à mourir?"...je reste un p'tit peu en retrait pis je...j'espère que la personne elle va...m'amener là...y en a que c'est dur...j'essaie qu'eux autres disent qu'est-ce qui ont à dire sans que j'aie à poser des questions trop ouvertes...des questions directes...qui est en lien avec la mort, ça je suis pas bonne...faut vraiment que je sache que la personne est rendue là...pour que j'ose...me lancer là-dedans...* ». Tout comme Gabrielle, Lily utilise des techniques de communication thérapeutiques plus passives, soit le reflet et l'écoute active : « *...je reflète ce que le patient me dit, sans forcer les choses pis sans vouloir aller trop loin...après que la conversation est enclenchée...on discute pis je peux peut-être ben poser des questions ouvertes à ce moment-là quand je vois que la personne, est à l'aise d'en parler, pis qu'a veut en parler...des questions un peu plus...spécifiques...être là...l'écouter...le soutenir...y montrer que je porte de l'intérêt à ce qui me dit...je forcerai jamais les choses* ». Mélanie est d'avis que toute communication efficace en lien avec la finitude commence par une écoute active : « *...je pense que tout commence par l'écoute...pas rester juste debout devant la personne...je m'assis avec elle...sur le bord du lit...je suis quelqu'un qui va utiliser beaucoup le toucher...ça me rapproche...ça m'aide...au niveau de la communication...me mettre au niveau de la personne...j'attends itou de connaître un peu la personne...* ». D'ailleurs, en écoutant attentivement, l'infirmière offre l'opportunité au patient de verbaliser ses sentiments à l'égard de sa mort éventuelle (Buckman, 2005).

Par ailleurs, Mélanie utilise même l'humour pour gagner la confiance de la personne : « *...pour mettre en confiance, pour sentir à l'aise là, j'utilise l'humour...je pense que l'effet d'utiliser un p'tit peu de...rire...ça détend premièrement...ça met à l'aise pis...on y va...selon ce qu'on ressent* ». Denise, en plus d'utiliser une panoplie de techniques de communications thérapeutiques, mentionne elle aussi l'humour : « *...ça peut être le toucher...les émotions, le rire, les pleurs...tu dois être...la personne la plus douce, pis la* *personne qui doit comprendre qui c'est que l'autre vit, sans jugement, juste dire: "C'est correct, laisse aller." »*.

Denise affirme aussi qu'il n'existe pas de recette spécifique qui indique les étapes à suivre pour parler de la mort, elle se laisse plutôt aller dans le moment qui découle souvent par lui-même, mais elle avoue qu'il faut être vigilante afin de reconnaître et de saisir le "bon" moment : *« Honnêtement...y a pas vraiment de pratique telle quelle, y s'agit juste quand que le moment arrive...on est là, tu y vas dans un langage très simple...tu prends pas des termes...incroyables...parce que souvent y comprennent même pas ça...un langage selon l'évolution et l'éducation de la personne...c'est de rester très simple pis rester humaine »*. Elle ajoute que l'empathie l'aide à mieux comprendre les sentiments, les émotions et les opinions de la personne en fin de vie : *« Juste se mettre à la place de l'autre pis dire: "Cette personne-là que je soigne, c'est moi que je soigne. Qu'est-ce que je veux pour moi? Qu'est-ce que j'aimerais me faire dire? Qu'est-ce que j'aimerais ne pas entendre?" T'sais, pis tu peux pas aller dire à une personne directement: "Eh, tu vas mourir." »*.

Une des pratiques utilisées par Rose pour aborder le sujet de la mort avec un patient est de parler de ses expériences de vie, de sa famille ou des choses qui lui tiennent à cœur : *« ...faut aller chercher...les personnes dans leur vécu, je pense...c'est quoi qui aimaient dans leur vécu...un monsieur qui aime...les voitures...de la famille t'sais y en a qui aiment...beaucoup leur famille, tu peux demander à la famille d'apporter une photo... »*. Elle mentionne également qu'elle reste elle-même : *« Faut pas essayer de...chercher des, des grosses techniques...je crois pas là-dedans...t'sais c'est...des choses simples des fois...d'aller leur parler de leurs enfants...de leur laisser verbaliser...c'est quoi qu'eux-autres ont fait dans leur vie. C'est quoi qui aimaient »*. Rose considère qu'il faut commencer à parler de choses concrètes comme la douleur avec la personne en fin de vie pour ensuite toucher aux émotions, aux croyances, à la religion et à la spiritualité : *« ...moi je pense faut les approcher au niveau physique premièrement. Pis euh, au niveau de leurs émotions...après ça ben...c'est leurs croyances aussi là. À un moment donné, si y ont quelqu'un ou une religion ou quelque chose, du support qui peuvent aller chercher...faut que tu commences par de quoi de concret...eux autres là, des choses trop abstraites...y sont pas habitués à ça ».* Elle ajoute qu'il est primordial de soulager la douleur avant d'entreprendre toute conversation avec la personne en fin de vie : *« Si y ont...un malaise à quelque part, y ont mal tout l'temps...ben tu peux pas euh, leur parler...trop d'affaires...faut que tu commences par soulager...leur douleur, pis leur anxiété. Après ça, là, on peut leur parler...de choses...je pense que c'est un p'tit peu ça les étapes. On commence par euh leur physique... ».* Elle termine en disant que sa porte est toujours ouverte à la communication : *« Pis si y a de quoi qui veulent nous parler ben, c'est ça, on leur laisse la porte ouverte ».*

Les moyens pour améliorer leur pratique de la communication

La prochaine question fait état des suggestions de la part des infirmières afin de les aider à améliorer leurs pratiques de communication: **Qu'est-ce qui pourrait vous aider à améliorer vos pratiques de communication au sujet de la mort avec des personnes en fin de vie?** Jovanie, pour apprendre, observe les autres infirmières dans leur pratique de la communication : *« ...j'ai déjà observé...comment d'autres infirmières...s'y prennent...ça me donnait...comme une idée là comment m'y prendre des fois pour communiquer... ».* Lily apprend également de cette façon : *« ...tu peux apprendre des autres aussi...tu regardes les autres aller. Moi c'est souvent comme ça...j'essaie d'aller chercher du bagage...d'apprendre des autres...de regarder comment les autres fonctionnent...ça donne des p'tits trucs ».*

Jovanie mentionne également que des lectures, des conférences et des échanges sur les expériences de communication au sujet de la finitude entre les infirmières seraient très bénéfiques : *« des conférences qui nous aideraient pour la communication...j'aimerais ben ça...ou des articles...n'importe quoi...une rencontre avec l'équipe des soins...ça nous aiderait...on pourrait échanger...comment est-ce que les autres* (les infirmières s'y prennent)... *».* De même, Josiane souligne que des sessions éducatives afin d'outiller les infirmières au sujet de la communication verbale et non verbale seraient nécessaires : *« ...si y aurait des, des sessions, des outils...comme la relation d'aide...j'irais. Pis j'avais déjà* *été…ça fait un p'tit bout par exemple* ». Lily va dans le même sens en faisant référence à la formation afin de l'aider dans sa pratique de communication : « *C'est certain que si y aurait de la formation pis des cours, j'en prendrais parce…ça pourrait m'aider…à aller…plus en profondeur avec les patients pis avoir moins peur de…dire quelque chose qui pourrait bouleverser les choses, ben c'est certain que ça, ça aiderait…des p'tits cours pis des p'tits trucs pour…nous aider…à savoir comment ben communiquer pis de la meilleure façon, la meilleure approche…* ». Mélanie, de son côté, suggère même un atelier sur la communication lors de l'orientation des nouvelles infirmières : « *…un p'tit atelier…quand on est orientée, avec l'orientation là…on devrait avoir un atelier de communication en soins palliatifs…* ». Gabrielle témoigne que des sessions d'information sur la communication au sujet de la mort seraient essentielles : « *…des sessions d'information, moi j'en ai pas eues…probablement j'en aurais besoin vraiment…ouais c'est sûr que premièrement là ça prendrait…de quoi…vraiment juste spécifique aux soins palliatifs…pas un cours de communication tout court…non, pas du tout…je les connais les techniques, mais je connais les techniques en général…moi j'aimerais savoir…ce qu'il faut que je leur dise à eux autres* (les personnes en fin de vie)*…* ». De plus, elle souligne que pour améliorer sa pratique, une feuille de route serait bénéfique afin de tracer le profil émotionnel de la personne en fin de vie dans son cheminement vers la mort pour mieux guider l'équipe de soin : « *Le suivi…on est trop accentué sur le physique pis on oublie un p'tit peu le côté émotion…pis spirituel de la personne…mais il devrait avoir quelque chose spécifique pour savoir où ce qu'on est rendu…avoir une p'tite feuille, de quoi là, ça a pas besoin d'être gros là, ça peut être planté* (placé) *dans le kardex* ». Gabrielle dit vouloir apprendre des trucs afin de mieux approcher les personnes qui vivent dans le déni : « *…si la personne est en colère…choquée tout l'temps…j'ai tout essayé…pis y a rien qui marchait, mais si elle…est en phase de colère, t'sais on devrait connaître les trucs pour essayer de* (aider la personne)*…je connais pas ça ben, ben, honnêtement…* ». Mélanie, pour sa part, mentionne que l'expérience acquise au fil du temps va certainement l'aider à améliorer ses pratiques, mais elle désire avoir des ressources en lien avec des histoires vécues : « *…quelqu'un qui est atteint de cancer pis qui savent qui sont en fin de vie…qui pourrait donner une conférence…t'sais des personnes qui le vivent…quelqu'un qui écrirait un livre ou…t'sais comme faire une étude avec des* *personnes…en fin de vie…comme des cours…mais…des cours, c'est de la théorie…c'est pas comme…dans vraie vie* ».

La première déclaration de Denise en lien avec l'amélioration de sa pratique de la communication s'énonce comme suit : « *Le temps…c'est parce que quand tu soignes, tu dois pas compter le temps spécifique, les heures, parce que y a des fois tu rentres dans une chambre, pis tu sors de là deux heures et demie après…avoir un entourage* (équipe de soin)*…qui peuvent comprendre ce que tu fais là, c'est pas une perte de temps. T'sais, c'est pas tous les gens qui voient ça de même. Le temps que tu passes auprès d'un patient, c'est vraiment pas une perte de temps…tu dois donner un temps…toujours dans l'inconditionnel…mais c'est comme difficile de faire ça dans le milieu hospitalier…* ». Elle termine en disant qu'elle apprécie participer à des sessions éducatives : « *…j'aime ben aller à des ateliers…parce que moi je suis très ouvert* ». Rose fait également référence au manque de temps : « *…d'être plus disponible…le temps…acheter le temps…parce que l'autre jour, j'avais un monsieur…j'aurais voulu être là plus mais j'avais plein, plein de patients…c'est "go, go, go"…j'avais trop d'autres choses à faire…c'est ça le point majeur…au niveau du temps* ». Toujours dans la même veine, Julie constate qu'elle a quelques minutes de plus pour communiquer au sujet de la mort avec des personnes en fin de vie lorsqu'elle effectue des relais de 12 heures : « *Juste plus de temps. Je te dirais que je fais des 12 heures pis des 8 heures…les 12 heures, c'est quasiment une merveille faire ça…tu cours moins, tu sais que tu peux t'assir euh 15 minutes…je le sais que je l'ai ce 15 minutes là…pour la communication…c'est vraiment le temps…* ». Mélanie réitère que d'avoir davantage de temps et une charge moins grande de travail pourraient certainement l'aider : « *Du temps…t'es trop occupée à aller donner des soins pratiques…des injections, des tournées…toutes ces choses-là…pis que t'as pas d'aide…qu'on n'est pas assez de personnel…ben je peux pas aller m'assir pis parler avec mon patient…pas parce que je veux pas…je sais plus où donner de la tête…fait que j'ai pas le temps d'aller m'assir pis parler avec mon patient* ».

Julie est persuadée qu'une meilleure stabilité du personnel soignant pourrait améliorer la communication avec la personne en fin de vie : « *...quand on essaie de parler avec un* (patient)*...ça fait une différence quand c'est...notre staff régulier. On a souvent des flottants...eux autres y vont rentrer dans chambre...y vont venir faire le lit...je te dirais que...le staff plus régulier pourrait améliorer...nos rapports vis-à-vis...nos patients* ».

Le rôle de l'infirmière

La question suivante fait référence au rôle de l'infirmière à l'égard de sa communication en lien avec le mourir : **Comment voyez-vous votre rôle concernant la communication au sujet de la mort avec des personnes en fin de vie dans votre unité de soin?** Jovanie verbalise jouer un rôle important de communicatrice en fin de vie. Cependant, elle dit partager ce rôle avec d'autres professionnels de la santé : « *...ça fait partie de notre rôle de communiquer avec la personne pour que la personne puisse se sentir plus confortable...je trouve que c'est important aussi si jamais que la personne pose des questions au niveau de la mort, que...les autres savent...l'auxiliaire ou l'aide* (préposé aux soins)*...un peu quoi répondre...c'est quand même partagé...* ». Julie souligne elle aussi que la personne en fin de vie peut communiquer au sujet de la finitude avec des infirmières auxiliaires ainsi qu'avec des préposés aux soins. De plus, elle déclare que les infirmières sont responsables de faire de l'enseignement aux autres membres de l'équipe de soins sur la communication au sujet de la finitude, et ce, même si elles avouent avoir elles-mêmes des difficultés à cet égard : « *...beaucoup d'enseignement à faire aux autres membres du personnel...je trouve ça un peu déplorable que les préposés allent pas...aux conférences...ils devraient y aller, ça a déjà été discuté pis c'est encore au point mort...ca fait que c'est nous autres dans le fond...qui les forment nos préposés...t'sais tu pourrais dire ça comme ça, tu pourrais peut-être faire ça...* ». Josiane mentionne que la communication au sujet de la finitude fait partie du rôle de l'infirmière. Néanmoins, elle ajoute que la personne peut s'ouvrir à d'autres professionnels de la santé : « *...j'ai un gros rôle à jouer là-dedans aux soins* *palliatifs, faire la communication...que je parle de non-verbal et verbal là...j'ai un rôle primordial...si aujourd'hui y s'ouvre pas...ça veut pas dire que t'es pas une bonne infirmière...y peut s'ouvrir au préposé...* ». Mélanie témoigne également que la personne en fin de vie peut partager ses craintes vis-à-vis sa propre mort avec d'autres membres de l'équipe de soins : « *Pas juste nous autres, même...les préposés...y sont là autant que nous autres...y en parlent autant que nous autres...c'est sûr qui en a qui sont pas à l'aise comme y a des infirmières qui sont pas à l'aise...y vont s'assir avec nos patients...y vont en parler...ça je trouve ça beau...* ».

Lorsque Denise réfléchit à son rôle à l'égard de la communication, elle se voit comme un guide pour permettre aux personnes mourantes de quitter ce monde en paix : « *Mon rôle...je suis comme un guide...pour permettre à ces gens-là de partir en paix...vraiment sereins, sans douleur, pis de pas avoir peur de l'au-delà...on est là pour leur aider, leur guider, pis c'est vraiment ça notre rôle ici, être un guide dans le respect de l'être humain...t'as même pas besoin de parler...t'as juste besoin d'être observateur pis de comprendre* ».

Rose, de son côté, mentionne qu'elle est le pont entre le patient et les autres professionnels de la santé : « *Moi je trouve qu'on a quand même...un rôle très important...des personnes intervenantes qui peuvent venir nous aider euh, soit la psychologue...y a les médecins...y peuvent, si on leur mentionne qui y a un p'tit problème en quelque part, y peuvent leur jaser un p'tit peu...aller chercher les intervenants...un pont oui...on est plus proche du patient que ben, ben des équipes...on peut plus déceler euh, rapidement...le besoin du patient* ». Tout comme Rose, Mélanie se voit comme étant le noyau ou le cœur entre la personne en fin de vie et l'équipe de soins : « *...je pense qu'on est un p'tit peu le...point central de tout...c'est nous autres qui, qui fait connecter le patient avec tous les autres membres de l'équipe...le patient passe beaucoup par l'infirmière...on dirait que les autres membres de l'équipe va se fier beaucoup sur nous autres...parce que c'est nous autres qui est tout l'temps là avec eux autres...on a tout l'temps une infirmière 24* *heures sur 24 avec le patient...je pense qu'on est le point central de la communication avec tous les autres membres de l'équipe* ».

Quant à Gabrielle, elle mentionne que son rôle est d'amener la personne à accepter sa mort éventuelle, mais elle affirme que c'est loin d'être un travail facile : « *...notre but, c'est vraiment, moi je trouve c'est côté communication...d'essayer d'amener la personne à accepter...qu'elle va mourir...peu importe l'âge là, plus sont jeunes, plus que c'est "touchy"* (sensible) *je trouve...* ». Elle ajoute : « *...on manque...de trucs...côté sujet de la mort, c'est d'essayer de les amener à l'acceptation mais c'est pas...facile...moi je sais pas trop comment m'y prendre. Je le sais c'est ça mon rôle mais je manque de* (expérience)*...* ».

Lily, de son côté, se voit comme une personne aidante : « *Ben mon rôle je pense c'est plus un rôle...d'aidante, quelqu'un qui est là pour soutenir les autres...apporter un genre de confiance, un climat de confiance. C'est être là comme un soutien. Pis pour moi, c'est le patient qui est en premier lieu, lui y va t'amener sur des choses qui veut parler pis toi ben, tu le soutiens, t'essaies d'aider...c'est de même que je vois mon rôle...aidante, pis à l'écoute, dans le respect...* ».

Les conseils à l'égard de la pratique de la communication

La question huit permet aux infirmières de donner des conseils à d'autres infirmières : **Si vous aviez des conseils à donner à d'autres infirmières concernant le phénomène de la communication au sujet de la mort avec des personnes en fin de vie, que leur diriez-vous?** Jovanie évoque l'importance d'avoir une oreille attentive aux inquiétudes des collègues infirmières : « *...si qu'elle* (infirmière) *demande pour un conseil, ben je...dirais si que la personne t'en parle, ben là tu t'assis...t'essaies d'avoir une conversation...apprendre des techniques...pour te mettre plus à l'aise pour commencer à communiquer avec les autres...il faut se mettre à leur place...le meilleur conseil que je peux donner c'est si que la personne est prête pour en parler, de s'assir à côté pis d'essayer d'avoir une* conversation...une écoute active...des fois je suis comme...bouche bée...j'écoute juste... ».

Pour sa part, Josiane affirme que l'infirmière doit être empathique, respectueuse et à l'écoute : « *De respecter où ce que le patient est rendu là-dedans...de respecter le choix aussi du patient...d'être là, de l'écouter, pis de pas juger...si aujourd'hui...y s'ouvre juste pas à toi là, ça veut pas dire que t'es pas une bonne infirmière...* ». Elle termine en disant : « *je dirais à l'infirmière d'être empathique, d'avoir du..."caring"...le contact...visuel...le regarder dans les yeux pis de faire signe de tête...de poser des questions...: "Ça a pas l'air à aller Monsieur aujourd'hui eh?"...c'est là que...ça débouche* ».

Denise suggèrerait à l'infirmière de rester soi-même et de prendre le temps de bien communiquer : « *D'être soi-même...essayer de comprendre quoi c'est l'autre vit...jamais faire quelque chose pour s'en débarrasser...toujours le faire avec amour...plaisir de le faire, on est content de donner...ça nous fait du bien à soi-même...on sort de là, on dit: "Wow!...avoir la gratitude dans nos soins...les patients reçoivent, mais nous, le donner aussi dans la gratitude...donner des soins comme nous on veut les recevoir...* ».

Rose préconise la disponibilité et l'écoute, et ce, sans avoir peur. Elle conseillerait à l'infirmière : « *...faut leur* (patients) *montrer que, qui sont uniques...prendre le temps de s'asseoir à côté d'eux autres...des écouter...les laisser verbaliser...leurs craintes...c'est pas parce qui sont en fin de vie...qui...faut les éviter...faut pas en avoir peur...* ». Elle ajoute : « *pas essayer de...leur tirer les verres du nez...les laisser venir à nous autres...être ouverte...sans craindre...des questions qui vont nous poser...* ». Elle suggère de rester simple et de parler avec le cœur : « *...faut pas chercher les grosses réponses...leur donner des choses euh qui viennent de notre cœur pis de, comment nous autres qu'on se sentirait ou qu'on voudrait voir nos parents...tu regarderais pour faire le maximum ben, chaque personne a droit au maximum je me dis...c'est...le respect des personnes* ».

Julie émet des conseils similaires à ses consoeurs : « *De connaître leurs étapes du deuil, premièrement...d'être ouverte, de pas juger...d'être à l'écoute...* ». Gabrielle mentionne que l'infirmière doit y aller avec ce qu'elle ressent en demeurant respectueuse et authentique (*genuineness*) : « *...c'est d'y aller avec qu'est-ce que toi tu ressens...y faut toujours user* (utiliser) *son jugement parce que chaque personne...complètement différente...faut que t'aille avec...ton "feeling" à toi là, ce que toi tu ressens quand tu jases avec la personne...vas pas pousser...établis une relation de respect pis de confiance entre toi pis le patient* ». Elle ajoute : « *Tu dis la vérité point...faut pas donner de faux espoirs...: "Ah! Vous allez voir, ça va bien aller."...jamais, faut pas* ».

Lily mentionne que l'infirmière doit s'ajuster au diapason de la personne et respecter son rythme de cheminement et de croissance : « *...t'essaies de te mettre au même niveau que la personne...tu laisses la personne venir à toi...moi c'est de même que je le vois...tu y vas au rythme du patient pis tu parles avec lui...comme ce serait un ami...t'essaies...de l'aider...t'essaies pas d'en faire plus que tu peux faire...être à l'écoute...pas essayer d'épater la galerie...tu y vas avec ce que t'es confortable...* ». Elle rappelle l'importance de respecter ses limites : « *...faut que tu saves respecter tes limites...c'est pas nous autres qui mènent la conversation...tu vas avec le patient...tu te laisses glisser dans ce qui veut dire...l'approche est différente d'une personne à l'autre* ». Mélanie suggère d'être empathique, d'écouter et de respecter la personne sans la forcer à parler de la finitude: « *Je leur dirais de respecter le patient dans son cheminement pis de pas le forcer...à en parler...de pas se sentir obligée d'en parler tout le temps...pas être brusque...attendre le moment...opportun...pas avoir l'air pressée, même si on l'est des fois...* ».

Le message aux personnes responsables

L'avant-dernière question permet à la participante d'exprimer ses besoins aux administrateurs : **Qu'est-ce que vous diriez aux infirmières gestionnaires ou aux administrateurs à l'égard de la communication avec des personnes en fin de vie?** Jovanie mentionne l'importance de rendre la formation accessible ainsi que d'organiser des rencontres entre les infirmières des soins palliatifs afin d'échanger sur les expériences de communication : « *Ben ça serait de nous apporter des moyens...pour faciliter la communication en fin de vie...des conférences...ou faire une rencontre là avec les soins palliatifs...pour euh, échanger nos moyens de communication...pour essayer d'améliorer ça...au niveau du secteur* (unité de soins palliatifs)...*essayer de trouver un moyen pour qu'on en parle plus...qu'on soit plus à l'aise...* ». Parallèlement, Josiane signale l'importance de la formation : « *A* (infirmière gestionnaire) *pourrait m'aider justement si qu'a voit qui y a des forums de discussion...pis des conférences, si qu'a voit que...j'aurais besoin d'un "refreshing" ou...que j'aurais besoin de l'information, t'sais on a tout l'temps besoin de l'information...* ». Elle parle de la nécessité d'avoir des rencontres entre collègues de travail afin de ventiler lors de situations difficiles en fin de vie : « *...si...j'aurais comme une situation que je "feelerais" pas ben...que je serais...pu capable là...ça prendrait des fois du "débriefing"...pis y en pas...ça serait bon qu'on serait appuyé pis qu'on peuve en parler...* ». Lily prône elle aussi la formation : « *...les administrateurs pourraient nous payer des cours de formation...je serais la première à en prendre...d'avoir les outils de travail qui sont bons...parce que les soins palliatifs, c'est pas nécessairement...facile à gérer...c'est une très grosse spécialité* ».Tout comme les autres infirmières, Julie mentionne la formation, mais pour tous les employés, pas seulement les infirmières en soins palliatifs : « *...dans tout l'hôpital...les infirmières...on est tout confrontés à la mort...il faudrait penser aux autres qui sont en médecine pis qui sont en chirurgie...ça serait correct que, ces infirmières là ou les...préposés, auxiliaires, qu'ils aient une petite formation en quelque part pour eux autres* ». Elle mise également sur l'importance d'avoir une certaine stabilité chez le personnel aux soins palliatifs : « *...essayer de garder la continuité des soins avec le même personnel. Je le sais que c'est pas toujours...possible.* » Gabrielle affirme que toutes les infirmières, même les plus chevronnées, ont besoin de formation dans ce domaine : « *...presque tout l'monde, même ceux qui ont de l'expérience...manque d'éducation sur le sujet...côté communication là, on manque vraiment d'expérience. On essaie de prendre notre* *expérience pendant la courte orientation qu'on a...* ». Elle désire recevoir une formation uniquement sur la communication en lien avec le mourir : « *ça prendrait vraiment là, du monde qui connaissent ça...que ce soit pas un cours de communication tout court...ça prend quelque chose qui est vraiment en lien avec des personnes en fin de vie...faudrait trouver...des p'tits trucs sur comment essayer d'aborder* (le sujet de la mort)... ». Elle termine en disant qu'elle trouve difficile d'avoir une bonne continuité au niveau de la communication en soins palliatifs, car ses relais sont souvent entrecoupés : « *C'est dur d'avoir de la communication quand tu travailles là, pis après ça tu es "shippée" de l'autre bord* (autre département), *pis tu reviens...si t'as pas 2 jours de file là...quand tu as...2 "shifts", tu t'en vas 2 "shifts" l'autre bord...tu reviens pour 1 jour...* ».

Denise, pour sa part, désire exprimer aux administrateurs qu'il n'y a pas de prix pour les soins aux personnes en fin de vie : « *C'est que, on ne doit pas comparer les soins du mourant à la fameuse gestion...parce que des soins à un mourant, c'est vrai ça coûte des sous...mais ça ne s'achète pas...y a aucun prix, parce qu'un jour ou l'autre, on va tous mourir pis on aimerait avoir des soins de qualité, sans avoir à payer un prix au bout...malheureusement, l'administration voit trop des sous...pis on coupe sur la qualité des soins* ». De plus, elle déclare négliger ses pauses et ses repas : « *...je prends 10 minutes de dîner, 15 minutes...souvent je soupe même pas...je sors de là* (unité de soins palliatifs), *8h30 – 9h00 au lieu de 7h30, pis je mets pas mon temps...quand que je mets mon temps* (surtemps), *c'est...parce que je trouve ridicule...qu'on coupe présentement, que, on doit donner un peu de notre santé...pour donner des soins de qualité* ».

Par ailleurs, Rose veut sensibiliser l'infirmière gestionnaire de l'unité des soins palliatifs et les administrateurs que les médecins sont souvent trop brusques avec les patients lorsqu'ils transmettent une mauvaise nouvelle : « *...y a des médecins qui sont, trop directs..."Vous faites du cancer, vous allez mourir, on peut pu rien faire pour vous." Bang!...c'est trop direct...je comprends qui sont pressés, mais faut prendre le temps de s'assir avec eux autres...moi je trouve ça difficile...prendre le* *temps, si qui faut qui fasse un autre rendez-vous avec le patient...ben qui en fasse un autre...je trouve pas ça acceptable* ».

Lily met beaucoup l'accent sur le manque de temps et la lourde charge de travail : « *...c'est d'abord une question, on se le cachera pas, c'est du temps. Faut que t'aies du temps à passer avec les patients pis...quand t'as trop une grosse charge de travail pis y essaient de t'en mettre plus que ce que tu peux en prendre, c'est sûr que tu peux pas accorder le même temps que tu voudrais...* ». Elle renchérit : « *Nous donner...le personnel que ça prend dans le temps que ça le prend...des fois tu veux parler mais tu sais ce qui t'attend en arrière pis, là tu dis: "...bon là, il faudrait...couper ça un peu court là."...mais c'est pas ça que tu veux...y faut que tu te dépêches parce que y en a d'autres...qui attendent...des fois on peut mettre la communication plus de côté pour faire des soins physiques...tu vas la laisser de côté, parce que tu as un manque de temps* ». Force est bien de constater que les administrateurs sont sûrement conscients de ce manque de temps et de la lourdeur de la charge de travail, mais avec la conjoncture économique actuelle, ils sont dans l'obligation de respecter certaines règles imposées par le gouvernement afin de rationaliser les coûts faramineux reliés aux soins de santé.

Enfin, Mélanie mentionne l'importance d'avoir plus de personnel à l'unité des soins palliatifs : « *De mettre plus de personnel par rapport à la charge de travail..trop grande...* ». Elle termine en disant qu'il serait bénéfique de "fermer" le secteur de soins palliatifs : « *fermer le secteur là, ça aiderait...juste des palliatifs...parce que des fois...t'es après parler avec ton patient, pis t'as un autre patient...malade, qui se promène pis qui rentre dans chambre...parce qui est confus...ça coupe la conversation...faut que tu te lèves, faut que tu ailles sortir le patient de la chambre...veut, veut pas, ça brise un p'tit peu là...* ». Notons que l'unité des soins palliatifs du dit hôpital communique directement avec l'unité de réadaptation et de soins prolongés. En fait, cinq lits de l'unité de soins palliatifs sont dévolus aux personnes en fin de vie. Ainsi, les patients plus confus, bien malgré eux, ont tendance à errer au secteur des soins palliatifs et à entrer inopinément dans les chambres, ce qui nuit parfois à la communication entre l'infirmière et la personne en fin de vie.

Les réalités vécues

La dernière question a permis aux participantes d'épuiser leur verbatim au sujet de leurs expériences de communication: **Que dites-vous d'autres au sujet de la communication avec des personnes en fin de vie?** Il en ressort un verbatim si riche et étoffé alors qu'à prime abord, la chercheure croyait que tout avait peut-être été dit ou presque. Mélanie réitère l'importance de la communication aux soins palliatifs : « *La communication, je trouve que c'est...primordial aux soins palliatifs...autant avec le patient qu'avec la famille...je trouve que je manque d'expérience pis que je, je dis pas les bonnes affaires* ». Denise parle plutôt de l'importance du rire avec les personnes en fin de vie : « *C'est de rire avec eux...les amener à des bons moments de la vie. Pis y aiment ça rire ces gens-là* ».

Gabrielle affirme manquer de temps pour communiquer avec la personne en fin de vie, car son temps est même d'ores et déjà tellement restreint pour prodiguer des soins de base, tels que les bains et l'administration des médicaments : « *Il y a une question de temps...là-dedans...je donnais je sais pas comment de médicaments à 08h00 le matin pis le médecin est arrivé à 08h05...je manque de temps pour faire un bain, je manque-tu du temps pour parler à mes patients tu penses?* ». Dans la même ligne de pensée, Lily est elle aussi convaincue que le manque de temps et la lourde charge de travail sont les plus grands obstacles à la communication : « *faut avoir le temps de passer avec le* (patient)...*pis y diront ce qui voudront, c'est l'affaire majeure. Si le monde aurait plus le temps de parler, c'est sûr que les patients pourraient plus s'ouvrir...moi dans ma réalité, je travaille la nuit, pis la nuit, on a deux à trois palliatifs chaque...pis on a 18 autres patients la nuit...ça fait que le côté communication là, c'est certain qui faut des fois couper...si on aurait une infirmière la nuit aux soins palliatifs, peut-être ça serait tout différent* ». Pour ces raisons, elle ajoute que la communication avec la personne en fin de vie est souvent négligée : « *C'est certain que la communication, c'est quelque chose qui va être mis de côté...parce que le patient qui veut aller à toilette là, ça presse, faut qui aille...y faut que tu fasses des choix...des fois c'est ben de valeur mais le choix qui est le plus supprimé, c'est la communication avec le patient...amener quelqu'un à toilette, tout l'monde peut le faire...parler avec des personnes, c'est pas tout l'monde qui peuvent...* ».

Quant à Rose, elle fait le constat que les soins palliatifs sont très exigeants pour l'infirmière : « *Faut qu'elle...donne sa performance à toutes sortes de niveaux pis qu'a...soit eh, "top, top shape"...a reste de bonne humeur...faut qu'a soit professionnelle...un moment donné, tu te dis ben eh, c'est donc ben exigeant...pis faut pas tu te trompes, pis faut pas tu dises des mauvais mots, parce que t'sais, à mauvaise place, parce que...son cheminement...y est en conséquence de ça là...tu peux le déranger, tu peux le frustrer, tu peux le blesser...fait que là, un moment donné euh, t'sais on est un peu perfectionniste dans les bords...faut accepter des fois...qu'on soit pas la personne ressource idéale pour cette personne-là* ». Elle témoigne que certaines infirmières trouvent très difficiles de ne pas être en contrôle de la situation : « *...y a des infirmières que j'ai vues...démolies, parce qu'à cause des choses qui...roulaient pas comme qui voulaient au niveau des soins palliatifs...c'est demandant...c'est vraiment intensif des fois...faut prendre je pense...des p'tits temps pour faire d'autres choses, aller peut-être travailler ailleurs* ». Par exemple, Mélanie décrit une situation particulière où elle manifeste de la difficulté à contrôler ses émotions : « *...plus que ça va aux soins palliatifs, plus qu'on a...du jeune monde là...ça j'ai plus de misère avec ça...surtout des personnes qui ont...des enfants en bas âge...ça me touche plus ...j'ai pas plus de difficulté à parler avec eux autres mais je suis plus émotive...je braillerais tout l'temps* ». Rose suggère aux infirmières qui ont de la difficulté à gérer leurs émotions de se changer les idées : « *...faut se trouver des façons d'aller se ressourcer...que ce soit à des congrès de soins palliatifs...que ce soit des ateliers...aller marcher dans nature...prendre des moyens...naturels, des moyens...simples...qu'on pense pas tout l'temps...parce qu'on veut...trop la perfection des fois* ». Josiane, pour sa part, mentionne que le débriefing pourrait certainement l'aider à ventiler ses émotions : « *...le "débriefing"...ça me ferait du* *bien parce que ça vient que c'est, c'est, en-dedans là, tu "feels" pas ben* ». Par ailleurs, Gabrielle en est d'accord avec les propos de Rose et elle avoue que la communication en lien avec le mourir n'est pas chose facile et de tout repos : « *Que c'est compliqué...parce que moi si je serais en train de mourir, je sais même pas ce que je voudrais me faire dire...c'est quoi je lui dis là?...je sais pas quoi dire...je cherche mes mots. Si la personne...m'ouvre pas la porte à la communication...je suis vraiment perdue...* ». Mélanie, de son côté, semble convaincue que pour côtoyer des personnes en fin de vie, l'infirmière doit posséder une certaine affinité pour les soins palliatifs : « *...les soins palliatifs...je pense que...c'est pas quelque chose qu'on apprend. On est faite ou on n'est pas faite pour les soins palliatifs...faut qu'on l'ait un p'tit peu en dedans de nous autres...c'est pas comme une technique eh? Une technique* (de soin) *tu vas l'apprendre pis c'est comme ça, comme ça..."that's it"...tu peux chanter ou tu peux pas chanter...les soins palliatifs, tu l'as ou tu l'as pas...mais, tu grandis pis t'apprends pis t'évolues* ».

Par ailleurs, la chercheure a été étonnée de constater à quel point les participantes ont fait état de la famille, tant de manière négative que positive, en réponse à cette question. Jovanie considère que la famille prend beaucoup de place dans les soins : « *...on soigne...des patients, pis c'est souvent...la famille qui prend contrôle...ça m'a déjà arrivé que...la patiente, elle avait du mal, mais...la famille voulait pas que je lui donne de calmant...ça c'est difficile...des fois c'est juste une personne dans la famille qui...rend la situation dure...ça vient difficile à soigner le patient à travers de ça* ». Gabrielle avoue également que la famille peut parfois être envahissante : « *Souvent la famille...c'est eux autres le problème. Le patient lui y est ben correct dans ses affaires, y a pas de mal...pis tu vois qu'il...a l'air quand même pas pire mais, la famille, mon Dieu Seigneur...c'est tout l'temps compliqué...c'est souvent eux autres qui nous mangent...du temps...nous accaparent beaucoup* ». Mélanie affirme que les conflits familiaux sont fréquents et elle propose même une solution pour pallier à ce problème : « *...les familles pis les conflits familials...ça j'ai de la misère avec ça...je trouve ça affreux...ça me met même mal à l'aise...y a des familles y savent...pas quoi* *dire à leurs parents...nous autres on est là, mais...des fois là...des p'tits documentaires ou des p'tites choses qu'on, qu'on laisserait jouer là au salon* (salon pour la famille à l'unité de soins palliatifs)*...par rapport aux soins palliatifs...les sensibiliser* ».

En revanche, Julie juge qu'il est important d'impliquer la famille dans les soins : « *...en fin de vie, les familles...c'est autant de soins avec eux autres qu'avec les personnes en fin de vie...faut pas les laisser de côté...mais ça, ça peut être...une autre thèse à elle tout seule...* ». Gabrielle, de son côté, avoue qu'elle communique davantage avec la famille qu'avec la personne en fin de vie : « *Mais j'ai une meilleure communication avec la famille...qu'avec la personne. Je me sens plus à l'aise. Parce que eux autres, je leur fais de la communication mais sous forme d'enseignement...je sais de quoi je parle...je me sens fière, je finis ma journée, me semble que je suis contente. Mais avec la personne directement...j'ai gros d'efforts à faire...mais y faudrait je saurais comment le faire...je connais mes techniques de communication mais c'est pas assez* ».

À travers le verbatim des infirmières, il est pertinent de mentionner qu'elles sont très conscientes du besoin des patients de s'exprimer au sujet de la finitude, mais par manque d'éducation, de personnel, de soutien et de temps, elles ne peuvent malheureusement pas toujours répondre à cette nécessité. D'ailleurs, Josiane témoigne en quelques lignes sa difficulté à accepter cette réalité. Ses propos veulent tout dire : « *...tu veux faire ben ton ouvrage, tu veux tout donner à ce monde-là. Pis moi, c'est pour ça que j'ai pris même des, des pauses des soins palliatifs...parce que je trouvais que j'avais...pu le temps...de donner des bons soins, comme je voudrais tant donner...je cours, pour donner des injections...j'appelle le docteur parce que là y en a un qui est souffrant...faut que j'aille repositionner un autre...faut que j'aille parce que l'autre "feel" pas ben...où ce que je prends...le temps d'écouter...c'est ça qui est...extrêmement...dur pour une infirmière...je veux donner plus que ce que je donne...mais je peux pas le faire...je trouve ça dure parce que j'aimerais tout aider ce monde-là* ».

Sans vouloir à ce moment reprendre la question de recherche de façon exhaustive, il semble approprié de la relier aux différentes thématiques identifiées. À noter que le logiciel NVivo 8 a été d'une grande utilité afin d'identifier les thèmes principaux ainsi que les sous-thèmes de la présente recherche. D'ailleurs, le nombre de citations de chaque thématique a permis de dégager les grands thèmes des sous-thèmes. Les lignes suivantes retracent brièvement le nombre de références de chaque thème recensé à partir du locigiel NVivo 8. Rappelons que la question de recherche s'énonce ainsi : « **Quelle est l'expérience vécue d'infirmières en soins palliatifs hospitaliers quant à la communication au sujet de la mort avec des personnes en fin de vie?** ». À travers les entrevues, le verbatim des infirmières porte à croire que la communication au sujet de la mort avec une personne en fin de vie va au-delà des paroles, d'où émerge le premier grand thème *"Les paroles ne suffisent pas toujours"* (204 références). Par ailleurs, plus de la moitié des infirmières constatent que le manque de temps ainsi que la lourde charge de travail influencent grandement leurs pratiques de communication avec des personnes en fin de vie. Le thème *"Le manque de temps "réel" pour parler de la finitude"* (127 références) a été identifié en lien avec cette réalité. La plupart des infirmières s'accordent pour dire qu'une communication efficace débute lorsque la personne en fin de vie commence à apprivoiser sa propre mort, d'où le thème *"Apprivoiser le mourir pour mieux en parler"* (139 références). De plus, à travers les entrevues, les infirmières ont cité plusieurs techniques de communication thérapeutiques qui leur permettent de bien accompagner avec les bonnes paroles. À cet égard, le thème *"Choisir les bons mots pour bien accompagner en fin de vie"* (120 références) a été adopté. Le verbatim des infirmières permet de constater que la communication en lien avec le mourir est une expérience difficile et éprouvante d'où émerge le thème *"Parler de la mort : un voyage éprouvant au cœur d'un sujet sensible et délicat"* (147 références).

Chapitre V

Interprétation et discussion des résultats

Ce chapitre présente une discussion relative à l'interprétation des thèmes (catégories) et des sous-thèmes (sous-catégories) qui ont émergé quant à l'expérience vécue d'infirmières en soins palliatifs de communiquer au sujet de la finitude avec des personnes en fin de vie. Les résultats sont interprétés selon le contexte de la recherche, les principes qui sous-tendent l'étude ainsi que les écrits scientifiques recensés. De plus, une compréhension plus globale du phénomène à l'étude sera bonifiée par l'expérience clinique de la chercheure. La première partie du chapitre compare les caractéristiques de l'échantillon avec les participantes d'une autre étude similaire. Viennent ensuite l'interprétation et la discussion relatives à la question de recherche.

## Profil sociodémographique et professionnel de l'échantillon

Pour la présente recherche, la saturation des données fut atteinte avec huit infirmières. La taille de l'échantillon fut difficile à prédéterminer, car la norme qui fixe la taille de l'échantillon est l'atteinte de la saturation des données, lorsque les réponses des participantes deviennent répétitives et qu'aucune nouvelle information ne s'ajoute (Bonneville, Grosjean & Lagacé, 2007; Fortin, 2010; Morse, 2000). De fait, aucun élément nouveau et particulier n'a pu être décortiqué dans la dernière entrevue. Le verbatim n'a fait que confirmer ou réfuter des propos déjà soulignés antérieurement. Rappelons que l'étude qualitative de Bushinski et Cummings (2007), qui avait pour but d'examiner les stratégies de communication efficaces et non efficaces lors d'entretiens avec des personnes en fin de vie et leur famille, comportait également un échantillon composé de huit infirmières. De plus, il est pertinent de souligner que leur échantillon comprenait uniquement des femmes de race blanche, comme c'est le cas pour les participantes de la présente étude. Le verbatim des huit participantes de la présente étude fait état des thèmes qui décrivent l'expérience vécue d'infirmières de parler du mourir avec des personnes en fin de vie. Quant aux sous-thèmes, la totalité ou la majorité des infirmières ont fait étalage de propos ayant un lien avec ceux-ci.

Force est bien d'admettre une certaine variation des caractéristiques sociodémographiques et professionnelles dans l'échantillon, telles que la formation, le nombre d'années d'expérience ainsi que le type d'emploi de chaque participante (Davis, Kristjanson & Blight, 2003). Parmi les huit participantes de la présente étude, cinq détiennent un baccalauréat de base en science infirmière et les trois autres possèdent un diplôme d'une école de techniques infirmières. Une seule participante détient une certification de l'Association des infirmières et infirmiers du Canada (AIIC) en soins infirmiers palliatifs. Il est pertinent de noter que le milieu où s'est déroulée l'étude n'exige pas une telle certification de l'infirmière. Toutefois, la plupart des participantes ont démontré une grande ouverture à recevoir de la formation afin d'améliorer leur communication au sujet de la finitude avec des personnes en fin de vie. La moyenne d'années d'expérience à titre d'infirmière en soins palliatifs est de huit ans. Dans leur recherche, Bushinski et Cummings (2007) mentionnent que la moyenne d'années d'expérience à titre d'infirmière en soins palliatifs est de 14 ans. Même si l'échantillon de la présente étude possède un nombre d'années d'expérience quelque peu inférieur à celui de Bushinski et Cummings, les infirmières ont été en mesure d'exprimer un verbatim riche et étoffé à l'égard du phénomène étudié. En ce qui concerne le type d'emploi, il existe une variation à l'intérieur de l'échantillon. En effet, cinq infirmières occupent un emploi à temps partiel. Trois d'entre elles travaillent sur des relais de jour, de soir et de nuit tandis qu'une autre effectue seulement des relais de jour et de soir. Seule une infirmière travaille exclusivement sur des relais de nuit. Deux infirmières occupent un emploi à temps complet. L'une d'entre elles effectue seulement des relais de jour alors que l'autre travaille sur des relais de jour, de soir et de nuit. Enfin, une seule infirmière occupe un emploi occasionnel sur des relais de jour et de soir.

## Interprétation et discussion relatives à la question de recherche

Dans la présente recherche, cinq thèmes ont ressorti comme étant les plus explicatifs et les plus englobant de l'expérience vécue d'infirmières en soins palliatifs de parler de la mort avec des personnes en fin de vie. Dès le départ, les infirmières soutiennent que les mots ne sont pas suffisants lors d'une communication empreinte de caring sur un sujet sensible et encore tabou comme la mort. De surcroît, le verbatim des infirmières permet de constater que la communication en lien avec la cinquième saison de la vie est une expérience tentative, ardue et infiniment délicate. De plus, elles reconnaissent d'emblée qu'une communication efficace est seulement possible lorsque la personne en fin de vie a apprivoisé sa propre mort et que la colère s'est apaisée afin de laisser peu à peu place à une certaine résignation. Par ailleurs, les infirmières affirment que le manque de temps influence grandement leurs pratiques de communication auprès de ces personnes. Malgré les difficultés identifiées, les infirmières mentionnent certaines pratiques leur permettant de mieux accompagner en fin de vie. Il apparaît pertinent de reprendre chaque thème essentiel mentionné au début du chapitre précédent afin de mieux en saisir le sens, et ce, d'après l'expérience vécue des infirmières en soins palliatifs hospitaliers.

Les paroles ne suffisent pas toujours

Un thème essentiel qui se dégage de l'analyse qualitative des données est tissé solidement à une réalité bien tangible chez les infirmières dans leur façon d'aborder le sujet de la finitude avec des personnes en fin de vie, à savoir que *les paroles ne suffisent pas toujours* pour bien communiquer. En effet, plusieurs auteurs réitèrent que le secret d'une communication efficace se reflète dans la manière d'agir et d'être de l'infirmière (Devito, Chassé & Vezeau, 2008; Miller, 2005; Phaneuf, 2002; Potter & Perry, 2010). D'ailleurs, le verbatim des infirmières de la présente recherche permet de constater que de parler du mourir avec une personne en fin de vie va bien au-delà de simples paroles et que les *petits gestes* comptent pour beaucoup. Pour leur part, Jovanie, Julie et Rose affirment que l'infirmière doit dégager dans son approche du **calme** et de la douceur afin de gagner la confiance de la personne rendue au bout du voyage de la vie. D'après Josiane et Gabrielle, l'infirmière ne doit pas seulement se tenir debout à l'entrée de la chambre pour parler au patient. Elle doit plutôt se faire l'égal de celui-ci, de *s'asseoir* à ses côtés, de fournir une présence *authentique* et de maintenir un contact visuel tout au long de la conversation. Ainsi, si l'infirmière sait

98

qu'elle ne peut se permettre de demeurer au chevet de la personne mourante à un certain moment, mieux vaut alors ne pas « ouvrir la voie » à une conversation sur la mort durant cet instant précis et se reprendre à une autre occasion où le temps sera de la partie.

Par ailleurs, Denise et Lily déclarent que l'infirmière n'est pas obligée d'impressionner le patient avec des mots scientifiques, elles soulignent plutôt l'importance de respecter ses limites et de demeurer authentique tout au long de la conversation. Selon Josiane, Denise et Gabrielle, le *respect*, l'empathie et *l'honnêteté* sont des qualités essentielles que l'infirmière doit posséder afin d'inciter la personne à exprimer ses craintes à l'égard de sa propre mort. En accord avec cette réalité, Johnston et Smith (2006) précisent que les habiletés interpersonnelles de l'infirmière à communiquer ainsi que sa chaleur, sa compassion et son *authenticité* sont des atouts de premier plan pour prodiguer un soin empreint d'empathie à la personne en fin de vie. Ces mêmes auteures allèguent que les soins dispensés par l'infirmière en milieu palliatif sont centrés sur la personne soignée dans le but de promouvoir son bien-être physique et psychologique tout en lui permettant de conserver sa dignité dans son dernier combat ultime. En effet, Mélanie et Josiane témoignent que chaque personne est différente et qu'elle mérite d'être soignée à sa façon. Pour respecter ses besoins, elles observent attentivement la manière dont la personne en fin de vie réagit aux différentes approches. D'ailleurs, elles constatent que certaines personnes sont plus faciles d'approche avec une communication non verbale, c'est-à-dire, par un *geste* délicat, tel que le *toucher* apaisant lors d'un massage. De plus, elles mentionnent qu'un simple sourire de la part de l'infirmière en entrant dans la chambre peut inciter la personne en fin de vie à s'ouvrir plus facilement au sujet de la finitude.

Quelques recherches recensées appuient les propos précédents, car elles relatent que les infirmières en soins palliatifs appliquent des stratégies de communication thérapeutiques efficaces telles que *l'écoute* et le soutien. De plus, certains auteurs spécifient qu'une relation de confiance ainsi que la communication non verbale sont des composantes très aidantes pour une communication efficace dans un contexte de fin de vie (Bushinski & Cummings, 2007; Clarke & Ross, 2006; Davis, Kristjanson & Blight, 2003). Toutes les infirmières de la présente étude, sans exception, expriment qu'une relation de confiance s'instaure par une *écoute* active ainsi que par l'observation du comportement non verbal de la personne en fin de vie. D'ailleurs, Jovanie, Josiane et Mélanie témoignent faire usage de pratiques de communication efficaces n'impliquant pas nécessairement des mots, telles que le *toucher* et *l'écoute* active. Elles affirment étudier davantage la communication non verbale de la personne en fin de vie en réponse à ces pratiques afin de déceler instinctivement une ouverture à la communication en lien avec le mourir. Quant à Josiane et Gabrielle, elles mentionnent que la personne émet souvent des signaux, tant verbaux que non verbaux, leur indiquant qu'elle est prête à évoquer la mort. En fait, les infirmières de la présente étude attendent que la porte du patient s'entrebâille pour débuter une conversation à ce sujet. Ces résultats vont dans le même sens que Bushinski et Cummings qui soutiennent qu'une relation de confiance empreinte de caring ainsi que l'observation des comportements non verbaux de la personne contribuent à une communication efficace en soins palliatifs. De plus, ces même auteures spécifient qu'une simple présence chaleureuse est de toute première importance pour permettre à la personne au soir de sa vie de s'ouvrir à l'autre. Somme toute, toutes les infirmières de la présente étude sont d'avis qu'une présence **calme** et **honnête**, le **toucher** et **l'écoute** doivent être à l'avant-plan afin d'aider la personne à emprunter à sa manière et au moment opportun la voie de la conversation sur le chemin de l'au-delà.

Parler de la mort : un voyage éprouvant au cœur d'un sujet sensible et délicat

L'étude de McDonnell, Johnston, Gallagher et McGlade (2002) conclut que seulement 37% des infirmières se sentent à l'aise d'échanger au sujet de la mort avec une personne en fin de vie, alors que 42% des infirmières verbalisent ressentir un manque de confiance lorsque le patient aborde la finitude en leur présence. Dans la même ligne de pensée, McIlfatrick (2006) spécifie que les infirmières éprouvent des difficultés à communiquer et à échanger avec la personne en fin de vie. Les infirmières de la présente étude sont d'avis qu'il s'agit d'une expérience éprouvante et délicate. En accord avec cette réalité, Buckman (2005) précise que la communication en lien avec le mourir auprès de la personne en fin de vie est difficile pour la majorité des infirmières. Ces dernières appréhendent l'entrée dans la chambre du patient, par crainte de ne pas agir adéquatement, mais surtout de ne pouvoir trouver les bonnes paroles au bon moment (Buckman, 2005). Dans la même veine, plus de la moitié des participantes de la présente étude ont témoigné éprouver de la difficulté à trouver les bons mots pour évoquer la grande faucheuse. À cet égard, elles affirment qu'il *n'y a pas de mots pour en parler*. Elles mentionnent se sentir à l'aise de parler de tout et de rien, d'entretenir une conversation sociale. Toutefois, lorsqu'elles doivent parler de la finitude, elles se retrouvent souvent dans une impasse avec les mots. D'ailleurs, Jovanie et Lily éprouvent des difficultés à cerner le sujet de la mort, car elles ne savent pas quoi dire au bon moment. Gabrielle admet également ne pas savoir comment initier une conversation au sujet de la mort et que ses tâtonnement verbaux résultent d'un manque de pratique. Josiane, Jovanie, et Julie allèguent que l'âge de la personne en fin de vie est un facteur qui contribue grandement à la difficulté de l'expérience. Elles soutiennent que la communication avec des personnes plus jeunes, soit de leur âge ou de l'âge de leurs parents, leur fait vivre des émotions qui briment la communication au sujet de la mort. Gabrielle et Mélanie sont du même avis. Josiane précise que de converser au sujet du soir de la vie avec des jeunes adultes vient davantage la "chercher" émotionnellement qu'avec une personne plus âgée. Elle avoue qu'elle doit faire le vide dans sa tête et dans son cœur avant de cogner avec hésitation à la porte de la finitude. Lorsque Julie prodigue des soins de fin de vie à des personnes de son âge, elle s'identifie à celles-ci et se voit malgré elle confrontée à sa propre mort. Mélanie, de son côté, témoigne être très émotive lorsqu'elle soigne des personnes en fin de vie qui ont des enfants en bas âge, car elle réalise qu'elle pourrait être dans cette situation. Ces infirmières vivent donc de l'identification et du contre-transfert à maintes occasions lorsqu'elles vivent au chevet de la mort.

Rio-Valle et al. (2009) évoquent que l'infirmière fait preuve d'hésitation quand vient le moment d'aborder le sujet de la mort, car elle ressent de l'inconfort. D'ailleurs, elle préfère prodiguer des soins physiques, effectuer des tâches routinières et appliquer des consignes médicales. Jovanie avoue avoir *peur de blesser en abordant le sujet de la finitude*. En effet, elle préfère éviter d'aborder ce sujet par crainte de ne pas trouver les bons termes pour réconforter, elle s'attarde plutôt aux soins physiques. Lily et Gabrielle affirment également prioriser les soins physiques. Par conséquent, la communication au sujet de la finitude avec la personne en fin de vie est un tant soit peu mise de côté. Ceci illustre bien le constat de Rogers, Karlsen et Addington-Hall (2000) faisant état que l'infirmière devient une technicienne de soins et qu'elle s'éloigne des notions du soin holiste de la personne lorsque sa facette humaniste devient trop sollicitée. Elle peut alors manifester un certain désengagement professionnel et une immunisation à la souffrance pour sa protection psychologique.

Selon Zerwekh (2010), lorsque la personne soignée est en déni ou en état de colère ou de frustration, l'infirmière va éviter de lui parler de la mort, car elle craint sa réaction. La majorité des infirmières de la présente étude considèrent que leurs expériences plus exigeantes de communication surviennent lorsque la personne en fin de vie est au stade de la colère et qu'elle se ferme complètement à toute communication, quelle qu'en soit sa forme. Denise spécifie que la communication au sujet de la finitude est un défi de grande envergure pour la plupart des infirmières. Rappelons que Denise est une infirmière chevronnée qui a beaucoup travaillé sa force intérieure, qui valorise l'authenticité de son soi et qui croit que l'individu se doit de composer avec un pronostic très sombre pour sa croissance personnelle, d'où sa capacité d'amorcer un discours en lien avec la finitude, même chez les personnes qui nient cette inéluctable réalité. Elle est cependant la seule participante de l'échantillon qui puisse le faire. La quête existentielle de Denise lui permet de faire triompher la vie dans la conscience de la finitude, ce qui suit le même schème de pensée que Vachon (2010). Toutefois, il importe de préciser que les infirmières reconnaissent et acceptent que la personne rendue au bout de sa vie verbalise seulement au sujet de la finitude lorsqu'elle en ressent le besoin, sans la forcer. De surcroît, le verbatim de la plupart des infirmières témoigne que la communication en lien avec le mourir est quasi impossible auprès des patients qui vivent dans la négation et elles ne se sentent pas habilitées à percer la carapace de ce déni. Elles avouent être impuissantes et dépourvues de moyens face à cette barrière rigide, ce qui va dans la même veine que les écrits (Bushinski & Cummings, 2007; Clarke & Ross, 2006; Davis, Kristjanson & Blight, 2003). D'autres auteurs partagent également cette opinion et mentionnent que la résistance à la communication du patient ainsi que des différends dans la spiritualité et la culture entre la personne soignante et le soigné sont tous des facteurs ayant une influence négative sur la communication en lien avec le mourir (Malloy, Virani, Kelly & Munévar, 2010; Zapka, Hennesy, Carter & Amella, 2006). En entrant dans la chambre d'une personne en fin de vie, Josiane observe s'il y a présence d'objets religieux, tel un chapelet, afin de savoir si elle peut effleurer la spiritualité lorsqu'elle tente de franchir le seuil de la porte de la mort. Quant à Gabrielle, elle mentionne que la spiritualité, la religion et les croyances peuvent être des façons d'aborder le sujet de la finitude avec une personne en fin de vie. Toutefois, l'infirmière qui prend cette voie doit être très vigilante, car les personnes âgées ne sont pas toutes religieuses et croyantes.

Selon Davis, Kristjanson et Blight (2003), l'infirmière se sent souvent frustrée, stressée, impuissante et en grande partie responsable de cette situation défavorable lorsqu'elle ne peut communiquer adéquatement avec cette clientèle si fragile et vulnérable. Plusieurs infirmières de la présente étude ont témoigné que leur travail en soins palliatifs est très essoufflant, mis à part la communication au sujet de la mort. En effet, Rose et Gabrielle verbalisent que les soins palliatifs sont très exigeants pour l'infirmière, car elle perd souvent le contrôle de la situation de soin en essayant de combler les multiples besoins de chaque patient et de sa famille tout en voyant à la bureaucratie hospitalière, telle que la gestion des dossiers. D'ailleurs, Josiane fait état de son insatisfaction au travail, car elle manque de temps pour offrir des soins de qualité, incluant la communication en lien avec le mourir. Elle déclare même que les soins palliatifs affectent sa santé. Il en va de même pour Denise, Rose et Gabrielle qui soutiennent qu'elles négligent souvent leurs propres besoins, tels que boire et manger, afin de trouver du temps pour s'asseoir et parler de la finitude avec la personne en fin de vie.

Rose rapporte que les médecins sont souvent très brusques lors de l'annonce d'une mauvaise nouvelle à une personne condamnée à mourir et elle en ressent un vif malaise. Elle comprend qu'il peut s'agir d'un manque de temps de la part du médecin ou d'un réel inconfort de ce dernier à devoir annoncer une mauvaise nouvelle. Elle suggère que le médecin prenne un rendez-vous avec la personne afin de prendre le temps de lui annoncer un pronostic sombre relié à un état de santé qui s'étiole, et ce, de façon humaine et chaleureuse. Les différences perçues entre les valeurs de l'infirmière, du médecin et des proches du mourant peuvent amenuiser la communication en lien avec le mourir. Par exemple, les médecins perçoivent habituellement la mort comme un échec ou une défaite tandis que l'infirmière la perçoit plutôt comme un processus naturel que toute personne aura éventuellement à vivre (Clark & Ross, 2006).

Par ailleurs, Gabrielle, Denise et Mélanie recommandent aux infirmières de *suivre leur instinct ou leur intuition* afin de juger si le moment choisi est approprié pour parler de la finitude avec la personne en fin de vie. Elles mentionnent qu'avec une observation méticuleuse, l'infirmière est capable de ressentir si la personne est prête à parler de sa mort prochaine. Clarke et Ross (2006) sont du même avis que ces infirmières, car les résultats de leur étude démontrent que l'infirmière développe un *sixième sens* qui lui permet de détecter si la personne en fin de vie est prête à exprimer ses émotions face à sa mort éventuelle.

Enfin, la majorité des infirmières de la présente étude jugent qu'il est important d'impliquer la famille dans les soins à la personne en fin de vie. D'ailleurs, Gabrielle avoue même qu'elle communique davantage avec la famille qu'avec la personne mourante, car elle se sent plus à l'aise et en contrôle. Quant à Josiane et Mélanie, elles affirment maintenir un très bon contact avec la famille, car elle a besoin d'une oreille attentive ainsi que du soutien afin de mieux la préparer aux étapes du deuil et à l'anticipation de la mort de l'être cher. Ceci va un peu à l'encontre des résultats mis en lumière par l'étude de Davis, Kristjanson & Blight (2003) quant au fait que les infirmières puissent se sentir impuissantes lorsque vient le temps de parler de la mort éventuelle d'un être cher avec la famille, en raison de mésententes familiales et de conflits culturels, entre autres. Elles se retrouvent souvent coincées entre le médecin et la famille, cette dernière n'étant pas toujours d'accord avec les décisions prises par le médecin. Pour remédier à ce malaise, les infirmières ont tendance à s'esquiver des discussions avec les membres de la famille (Davis, Kristjanson & Blight, 2003). Fait surprenant, six des huit infirmières de la présente étude ont exprimé que la *famille peut être la fois aidante et exigeante*, quand vient le temps de parler de la mort avec leur être cher. Julie fait même la remarque qu'une recherche serait très pertinente sur la question. Pour leur part, Jovanie et Gabrielle avouent que la famille peut parfois devenir très envahissante, en particulier si elle est constamment au chevet. Mélanie, de son côté, affirme que les conflits familiaux sont fréquents et elle mentionne que la famille peut gêner ou entraver la communication avec la personne mourante. De fait, Mélanie dit que certaines personnes n'osent pas s'ouvrir à l'infirmière en présence de la famille. Par exemple, le patient qui est prêt à lâcher prise mais qui ne veut pas inquiéter sa famille, celle-ci n'étant pas prête à le laisser partir. Dans l'étude de Bushinski et Cummings (2007), les infirmières ont également identifié les conflits familiaux comme une importante barrière à la communication avec la personne en fin de vie.

Apprivoiser le mourir pour mieux en parler

D'après l'étude de Steinhauser et al. (2000a), la préparation à la finitude est une des composantes essentielles d'une mort sereine. Les infirmières de la présente étude partagent cet avis. Chacune est dûment consciente que la personne doit d'abord apprivoiser la mort avant que quelqu'un, quel qu'il soit, puisse vraiment l'accompagner dans son cheminement. D'ailleurs, les infirmières mentionnent

105

*attendre l'invitation du patient pour franchir la porte du chemin de la finitude*. Elles ne forcent nullement la conversation, elles fournissent plutôt une présence vraie tout en laissant savoir implicitement : *« Je suis là »*. Josiane et Rose témoignent de l'importance du respect du cheminement psychologique du patient avant d'aborder le sujet de la finitude. D'ailleurs, Jovanie et Mélanie attendent que le patient soit prêt avant d'en parler. Lily avoue qu'elle ne débutera pas une conversation au sujet de la mort, elle laisse plutôt la parole au patient. Le simple fait d'attendre que la personne soit prête pour parler de la mort témoigne d'une grande compréhension de la part de l'infirmière, compréhension acquise, quasi à son insu, au fil du temps, grâce au côtoiement quotidien de personnes rendues au bout de leur vie. Selon Davison (2010), moins de 10% des personnes mourantes ont la chance de s'exprimer quant au mourir avec des professionnels de la santé en milieu de soins palliatifs. Pourtant, les infirmières de la présente étude jugent essentiel de laisser verbaliser la personne sur cette inéluctable réalité. Chacune se sent capable, à divers degrés, d'ouvrir la porte vers une conversation sur la mort, tout en permettant à la personne en fin de vie de franchir le seuil de cette porte à son rythme, et ce, seulement si elle le désire et au moment où elle le désire. Quelques participantes ont mentionné que les soins palliatifs sont adaptés à chaque patient. En effet, lorsqu'elles entrent dans une chambre d'une personne en fin de vie, les infirmières se moulent à la réalité de celle-ci. Elles essaient de se mettre dans la peau de cette personne pour tenter un tant soit peu de comprendre ce que vit cette dernière durant cette période qui est probablement la plus sombre de sa vie. La chercheure fait le constat que les infirmières sont mieux outillées qu'elles ne le croient dans l'art de la conversation sur des sujets délicats. Il lui apparaît impératif de transmettre ce fait afin que les infirmières soient davantage fières d'elles-mêmes et qu'elles évitent de se rabaisser et de se dénigrer.

Manque de temps "réel" pour parler de la finitude

L'étude de McDonnell, Johnston, Gallagher et McGlade (2002) conclut que le manque de temps est reconnu comme une grande barrière à la communication chez 69% des infirmières. La plupart des infirmières soulignent accorder environ 30 minutes par relais aux patients afin de répondre à leurs besoins psychosociaux, et ce, lorsqu'elles sont à jour dans leur travail et qu'aucun imprévu ne surgit. D'ailleurs, les contraintes de temps et d'organisation en milieu de soins palliatifs nuisent à la communication avec la personne en fin de vie (Bushinski & Cummings, 2007; Clarke & Ross, 2006; Davis, Kristjanson & Blight, 2003). Quelques infirmières de la présente étude ont déclaré négliger leurs pauses ainsi que leurs repas afin de se donner un peu plus de temps pour subvenir aux besoins psychosociaux des patients. En effet, Josiane et Denise avouent ne pas aller à la pause et de prendre seulement quelques minutes pour le dîner ou le souper pour ainsi avoir un peu de temps pour parler avec leurs patients. Julie mentionne qu'elle préfère effectuer des relais de 12 heures, car elle a davantage de temps pour parler avec ses patients sans toutefois négliger ses pauses ainsi que ses repas. Elle affirme que les relais de huit heures ne lui offrent pas toujours cette opportunité.

Les participantes de la présente étude témoignent **qu'il faut avoir le temps pour parler de la mort** avec leurs patients, chose qui se fait rare. Elles avouent prioriser les soins physiques, car elles manquent de temps pour les effectuer. Par ricochet, elles évitent de communiquer au sujet de la mort avec des personnes au soir de leur vie. Par exemple, Gabrielle témoigne avoir très peu de temps à accorder au patient pour parler de la mort, car elle manque de temps pour prodiguer des soins physiques, tels que le bain et l'administration des médicaments. Cependant, Julie avoue que même si le temps lui manque, elle démontre une certaine disponibilité et une ouverture à la communication lorsque la personne se sent prête à en parler. Elle précise qu'il ne faut pas avoir l'air pressé si on veut parler de la mort.

Clarke et Ross (2006) soutiennent que certaines infirmières affirment que lorsqu'elles prennent le temps de s'asseoir au chevet afin de permettre aux patients de verbaliser sur leur cheminement, les regards de leurs collègues portent à croire qu'elles ne veulent pas travailler. Par conséquent, elles évitent de prendre le temps de communiquer avec les patients ou elles entretiennent une conversation sociale en prodiguant des soins physiques. D'ailleurs, Denise est du même avis et mentionne que le temps passé auprès du patient pour parler du mourir n'est pas une perte de temps, mais que le regard des employés qui passent dans le corridor porte à croire qu'elle n'a rien à faire. D'autre part, Lily mentionne que lors des relais de nuit, elle entretient plus souvent une conversation sociale avec le patient de peur de perturber son sommeil si elle initie une conversation au sujet de la mort. Toutefois, si le patient désire en parler, elle va l'écouter. Dans le même ordre d'idées, la **surcharge de travail physique** ainsi que **le manque d'effectifs** sont tous des facteurs ayant une influence négative sur la communication en lien avec le mourir (Malloy, Virani, Kelly & Munévar, 2010; Zapka, Hennesy, Carter & Amella, 2006). De plus, Mélanie et Julie ajoutent que le manque de personnel contribue grandement aux contraintes de temps. Toutes les infirmières de la présente étude s'accordent pour dire que davantage de temps et une charge de travail moins lourde pourraient certainement les aider à mieux communiquer dans l'expérience de confrontation à la mort.

D'après l'étude de Bushinski & Cummings (2007), les infirmières ont mentionné l'importance de créer des opportunités pour converser au sujet de la finitude. D'ailleurs, plusieurs infirmières de la présente recherche sont du même avis et partagent les approches qu'elles tentent d'utiliser afin d'aborder le mourir avec la personne en fin de vie. À vrai dire, peu importe la situation, **l'occasion fait le larron**, c'est-à-dire, toutes les infirmières de l'échantillon réalisent l'importance **de saisir ou de créer l'opportunité de communiquer**, à partir de menus détails de la vie quotidienne et des soins de base. Pour leur part, Gabrielle et Mélanie contournent tranquillement le sujet de la mort en parlant de la famille, des enfants. Lily essaie plutôt d'en parler en prodiguant des soins, tels qu'en administrant un analgésique ou en amenant la personne à la salle de bain. Julie attend plutôt que la personne mentionne un mot ou une phrase ultime comme "Qu'est-ce qui m'arrive?" pour commencer à en parler en douceur. Quelques infirmières mentionnent utiliser la spiritualité afin d'amener la personne à verbaliser à propos du mourir. Josiane affirme utiliser la religion lorsqu'elle tente d'ouvrir la porte sur la finitude. Elle relate qu'elle retrouve parfois la personne en train de réciter une prière et c'est à ce moment qu'elle sait qu'elle peut faire usage de la spiritualité afin de franchir le seuil de la porte de la finitude.

Choisir les bons mots pour bien accompagner en fin de vie

Ferrell, Virani, Grant, Coyne et Uman (2000) évoquent que seulement 11% des infirmières se sentent très bien éduquées et préparées pour communiquer avec des personnes mourantes alors que 37% se sentent quelque peu éduquées et préparées. Au total, 52% des infirmières indiquent avoir reçu une formation de base inadéquate au sujet de la communication avec la personne en fin de vie. La plupart des infirmières de la présente étude s'accordent pour dire que la formation de base dans les programmes de soins infirmiers ne les préparent pas adéquatement pour affronter la communication en lien avec le mourir auprès des personnes en fin de vie. À cet égard, Gabrielle soutient que toutes les infirmières ont besoin de formation à ce sujet, même les infirmières plus chevronnées. D'ailleurs, Rose, malgré ses nombreuses années d'expérience en soins palliatifs, dit qu'elle ne sait pas toujours quels mots utiliser pour débuter une conversation au sujet de la mort. De ce fait, l'infirmière mentionne qu'elle apprend à communiquer avec cette population sur le terrain en observant ses collègues de travail. Pour l'instant, cette façon d'apprendre lui permet tant bien que mal à répondre aux besoins psychosociaux de cette clientèle. D'ailleurs, Jovanie et Lily avouent elle aussi observer les infirmières plus expérimentées pour apprendre à mieux communiquer avec des personnes en fin de vie. En réalité, la communication en lien avec le mourir est *un apprentissage à vie*, une formation continue, car chaque personne perçoit sa mort de façon différente et l'infirmière doit constamment s'adapter aux valeurs et aux croyances de celle-ci. Jusqu'à la fin de sa carrière, l'infirmière continuera d'apprendre des façons de mieux communiquer lors de moments pénibles. Son expertise se construit peu à peu.

Il est pertinent de mentionner que McDonnell, Johnston, Gallagher et McGlade (2002) ont constaté que 96% des infirmières accepteraient de participer à des programmes de formation afin d'améliorer les soins en fin de vie. La volonté y est d'emblée, les moyens pour y accéder le sont moins. La totalité des participantes de la présente étude accepteraient de participer à des formations et suggèrent d'ailleurs différents moyens d'apprentissage. Josiane et Gabrielle considèrent que des sessions éducatives seraient essentielles afin qu'elles puissent apprendre à mieux communiquer au sujet de la mort. Mélanie et Jovanie conseillent même un atelier sur la communication lors de l'orientation des nouvelles infirmières aux soins palliatifs. Jovanie mentionne également que des rencontres sur une base régulière entre les collègues de travail pourraient l'aider à améliorer sa pratique de communication.

La plupart des infirmières de la présente étude affirment avoir un grand rôle à jouer dans la communication au sujet de la mort avec des personnes en fin de vie ainsi qu'avec l'équipe de soins. Cependant, Gabrielle, Lily et Mélanie constatent qu'il n'existe aucun suivi, à savoir comment la personne vit son cheminement vers l'enceinte de la mort. Jovanie est du même avis, elle avoue que cette facette de soins est trop souvent négligée. Elles suggèrent qu'il serait pertinent de documenter davantage à ce sujet dans le dossier ou le plan de soin du patient afin que l'infirmière puisse se situer dans le cheminement de ce dernier vers la finitude. Une simple petite feuille de route serait certes appréciée. De plus, Jovanie et Mélanie mentionnent que la personne mourante converse sur le mourir avec d'autres membres de l'équipe de soins, tels que les infirmières auxiliaires et les préposés aux soins. À ce propos, Julie constate que la formation sur la communication en fin de vie ne devrait pas seulement être accessible aux infirmières, mais aux infirmières auxiliaires et aux préposés de soins également. Tout bien considéré, il est pertinent de mentionner que les infirmières de la présente étude font état que la communication en lien avec le mourir est *un rôle partagé entre l'équipe multidisciplinaire*. Jovanie mentionne qu'elle joue un rôle primordial dans la communication au sujet de la finitude avec la personne en fin de vie, malgré ses défis. Toutefois, elle avoue que c'est un rôle partagé entre l'équipe de soin, soit avec l'infirmière auxiliaire et le préposé aux soins. Josiane est du même avis et ajoute que la personne en fin de vie peut également se confier au médecin. Rose et Mélanie constatent que la personne mourante peut s'ouvrir à toute l'équipe multidisciplinaire, c'est-à-dire, au psychologue, au travailleur social, au pharmacien et à la personne responsable de la récréologie. Mélanie avoue qu'il peut y avoir des préposés qui sont moins à l'aise que certaines infirmières. Toutefois, elle trouve beau de les voir assis au bord du lit et essayer d'ouvrir la porte sur la finitude, tranquillement et en douceur.

Clarke et Ross (2006) affirment que l'infirmière est l'intervenante de première ligne auprès des personnes en fin de vie. Elle se retrouve au premier plan pour parler de la mort avec ce type de clientèle, car elle est au chevet 24 heures sur 24 et sept jours sur sept. Elle est bien positionnée pour accompagner les patients dans leur détresse existentielle. Rose préconise qu'il est primordial de soulager la douleur avant d'entreprendre toute conversation avec la personne en fin de vie. D'ailleurs, les infirmières qui ont fait partie de l'étude de Bushinski et Cummings (2007) sont du même avis. Parallèlement, quelques recherches recensées relatent que les infirmières en soins palliatifs appliquent des stratégies de communication thérapeutiques efficaces telles que la reformulation et le bon choix des mots ainsi que l'exploration des émotions (Bushinski & Cummings, 2007; Clarke & Ross, 2006; Davis, Kristjanson & Blight, 2003). Les infirmières de la présente étude partagent quelques techniques de communication thérapeutiques qui favorisent une meilleure communication au sujet de la mort avec des personnes en fin de vie. En effet, Mélanie et Gabrielle utilisent l'accentuation tandis que Jovanie et Julie posent des questions ouvertes. Il est pertinent de noter que l'usage des questions ouvertes se limite seulement à quelques infirmières. D'ailleurs, Lily est plutôt passive quand vient le temps de parler de la mort et elle utilise davantage le reflet. Quant à Mélanie et Denise, elles intègrent l'humour dans la communication pour gagner la confiance de la personne et la rendre plus à l'aise. Suite aux révélations des participants, le constat émerge que *chacun a sa façon de faire pour communiquer en fin de vie*. Tout compte fait, il n'existe pas de recette miracle, des phrases toutes faites, de propos "prêts à servir" quand vient le temps de parler de la mort, d'où l'impression d'un saut dans le vide sans filet de sécurité.

Même si les infirmières de la présente étude font état d'une panoplie de techniques de communication thérapeutiques qu'elles utilisent pour franchir la porte sur la finitude avec leur patient, elles sont conscientes de leurs limites dans ce domaine. Gabrielle mentionne qu'elle fait du mieux qu'elle peut pour essayer de rendre la personne en fin de vie à l'aise d'évoquer sa mort éventuelle. Lily est du même avis et dit s'adapter au cheminement de la personne. Josiane évoque qu'elle est capable de parler de la finitude lorsque la personne est ouverte sur le sujet, mais elle est dépourvue de moyens pour gérer les situations plus exigeantes et délicates. Plusieurs recherches récentes soulignent qu'un des besoins d'apprentissage prioritaires chez l'infirmière en soins palliatifs est sa communication avec la personne en fin de vie, sans nécessairement faire état de sa communication à l'égard de la finitude (Fillion, Fortier & Goupil, 2005; Johnston & Smith, 2006; McIlfatrick, 2006; O'Hara, Byron & Moriarty, 2007; White, Coyne & Patel, 2001; Whittaker, Kernohan, Hasson, Howard & McLaughlin, 2006; Widger & Picot, 2008). Parallèlement, Warise et Green (2008) mentionnent que la communication avec la personne soignée et sa famille est un besoin d'apprentissage prioritaire chez 68% des infirmières novices et chez 51% des infirmières d'expérience. Ces résultats vont en partie à l'encontre de ceux de la présente recherche, car les infirmières plus chevronnées, soit Denise et Rose, se sentent quand même à l'aise de parler de la mort. Cependant, le manque de temps brime la qualité de leur communication. À travers les écrits, les personnes en fin de vie soutiennent qu'il est aussi important de combler leurs besoins psychosociaux et spirituels que de combler leurs besoins physiques. Cependant, elles soulignent que c'est actuellement une lacune chez les infirmières en soins palliatifs (Davison, 2010; McIlfatrick, 2006; Steinhauser et al., 2000a). Lily et Gabrielle ont indiqué à quelques reprises durant l'entrevue que les soins physiques prenaient souvent le dessus sur les soins psychosociaux en raison d'un manque de temps et d'expérience. À cet égard, Clarke et Ross (2006) allèguent que les infirmières en soins palliatifs reconnaissent l'importance de la communication avec la personne soignée et sa famille, mais qu'elles se retrouvent hors de leur zone de confort quand vient le temps de parler de la mort et que davantage de soutien pour apprendre à répondre à ce besoin d'ordre psychosocial serait apprécié. Parallèlement, Dea Moore (2005) souligne que peu de professionnels de la santé possèdent les habiletés requises pour communiquer chaleureusement et efficacement dans un contexte de fin de vie.

Un second regard teinté de l'expérience clinique de la chercheure

Rappelons que la présente recherche de type phénoménologique s'oriente vers un processus dynamique où la chercheure joue un rôle actif dans l'interprétation des données. De ce fait, la phénoménologie interprétative offre la possibilité à la chercheure d'interpréter la façon que les participantes de la présente étude attribuent un sens à leurs expériences (Smith & Osborn, 2003; Vachon, 2010). Pour ce faire, la chercheure reprend chaque grand thème (catégorie) et donne un sens à chacun à la lumière de son expérience clinique à titre d'infirmière en soins palliatifs.

En début de carrière et avant d'entreprendre ce projet de maîtrise, la chercheure a œuvré en milieu de soins palliatifs pendant deux ans. Étant infirmière novice à l'époque, elle s'est heurtée à maintes difficultés à communiquer au sujet du mourir auprès de personnes en fin de vie. La chercheure a entrepris cette étude dans le but d'explorer la réalité vécue par les autres infirmières œuvrant dans le même milieu, en partie pour vérifier si l'expérience de ces dernières ressemblait ou différait de la sienne. Certes, au fil des entrevues, la chercheure a constaté que l'expérience vécue des participantes était très similaire à la sienne. D'ailleurs, le verbatim des infirmières lui a permis d'enrichir grandement sa compréhension du phénomène à l'étude.

Lors des entrevues, les infirmières ont démontré plusieurs qualités essentielles pour communiquer au sujet de la finitude avec des personnes en fin de vie. D'ailleurs, la chercheure dénote que les participantes font preuve de sensibilité, d'honnêteté, de caring, de chaleur, d'écoute, de respect et de compassion. À noter que certaines de ces qualités font partie de la première catégorie qui est intitulée *"les paroles ne suffisent pas toujours"*. La chercheure a elle-même vécu certaines situations où les paroles n'étaient pas nécessairement appropriées. Par exemple, lorsqu'elle entrait

113

dans une chambre et qu'elle observait que la personne en fin de vie n'était pas ouverte à la conversation, elle lui proposait plutôt un massage au dos ou aux pieds. Cette façon de faire lui permettait quand même de connecter avec la personne en fin de vie. La chercheure avoue que fournir une simple présence authentique tout en respectant le cheminement de la personne qui se meurt est autant efficace que d'essayer de la forcer à verbaliser en se creusant les méninges afin de trouver les bons mots, les bonnes questions et les bonnes réponses. Un mur peut s'imbriquer si l'infirmière force trop.

La chercheure constate également que de parler de la mort est une expérience difficile, tel que mentionné dans le deuxième thème *"parler de la mort : un voyage éprouvant au cœur d'un sujet sensible et délicat"*. D'ailleurs, la chercheure se souvient d'expériences de communication très similaires à celles des participantes où elle était prise au dépourvu et sans voix devant une situation malencontreuse, impliquant souvent des personnes d'un jeune âge qui avaient des enfants en bas âge. Submergée par des émotions à fleur de peau, elle se demandait comment communiquer de façon thérapeutique au sujet de la finitude avec cette clientèle, et ce, sans la blesser ou lui occasionner du mécontentement. De plus, d'après son expérience, la chercheure sait pertinemment à quel point la famille des personnes en fin de vie peut être aidante, mais combien exigeante en milieu de soins palliatifs. Elle ne peut qu'acquiescer aux propos des infirmières à ce sujet, car elle a aussi vécu des situations ardues lors de conflits familiaux. En effet, la chercheure se sentait prise en otage entre les besoins de la personne en fin de vie et ceux de la famille. Elle essayait de plaire aux deux parties, ce qui était rarement dans le domaine du possible. Elle se souvient particulièrement de situations où les familles ne quittaient même pas la chambre afin de lui céder la place pour prodiguer des soins physiques avec son équipe. Par conséquent, il est sans contredit que la possibilité de pouvoir s'asseoir et de parler de la finitude avec la personne en fin de vie, dont le regard témoignait le désir d'en parler s'avérait nulle dans ces conditions.

Les infirmières de la présente étude ont également mentionné que la personne en fin de vie doit *"apprivoiser le mourir pour mieux en parler"*. La chercheure est du même avis, car elle ne s'est jamais avancée pour parler de la mort avec une personne en fin de vie sans qu'elle observe une ouverture de sa part, par crainte de sa réaction. D'ailleurs, son insécurité ainsi que sa peur de blesser ne lui permettaient pas de faire les premiers pas. Tout comme les participantes de la présente étude, elle laissait plutôt la parole à la personne en fin de vie.

Par ailleurs, un thème qui a émergé du verbatim des infirmières et qui a particulièrement marqué l'expérience de la chercheure est le *"le manque de temps réel pour parler de la finitude"*. D'ailleurs, la qualité des conversations entre la chercheure et la personne en fin de vie au sujet de la mort était influencée par le manque de temps. La chercheure était déchirée par cette réalité. Il lui est arrivé à quelques reprises de devoir fermer les yeux sur des indices flagrants émis par la personne quant au désir de s'ouvrir et de s'épancher. Elle n'avait pas toujours suffisamment de temps pour l'écouter, sa charge de travail étant trop lourde. Elle savait qu'elle n'arriverait pas à accomplir tous ses soins à l'intérieur de son relais si elle ne rompait pas la conversation. Elle se souvient de l'avoir fait à quelques reprises par crainte d'oublier d'administrer un médicament ou de prodiguer un soin en particulier. Cette réalité était très difficile à accepter et pour y remédier, elle pleurait en conduisant jusqu'à son arrivée à la maison. Malheureusement, ce n'était pas assez, car elle revivait sa journée lorsqu'elle essayait de trouver le sommeil et n'arrivait pas à décrocher. Elle tentait de se forger un scénario quant à une meilleure façon de fonctionner au travail le jour suivant. La chercheure est totalement en accord avec les infirmières de son étude lorsque ces dernières allèguent qu'il faut avoir du temps devant soi et ne pas paraître pressée si on désire échanger sur la mort.

Le dernier thème fait référence à une communication efficace et s'intitule *"choisir les bons mots pour bien accompagner en fin de vie"*. L'infirmière qui entre dans la chambre d'une personne qui se meurt est déjà bousculée par plusieurs réalités difficiles, c'est-à-dire, de confronter sa propre mort, de constater la dégradation physique et émotionnelle de la personne mourante et de voir la tristesse dans les yeux des proches qui l'entourent. La chercheure a été souvent exposée à ces réalités déchirantes et elle était dépourvue de moyens pour les gérer. Elle prodiguait les soins dans le meilleur de ses connaissances tout en se disant « je soigne la personne et sa famille comme j'aimerais être soignée ». Cette pensée lui permettait de se ressaisir et de vaincre ses craintes et ses peurs afin de mieux accompagner la personne et sa famille.

Rappelons que la phénoménologie interprétative a été bénéfique pour la présente recherche, car elle a été au-delà d'une simple description d'un phénomène (Fortin, 2010). En effet, elle a permis de donner un sens au phénomène étudié afin d'avoir une compréhension élargie du phénomène. L'*essence* de l'expérience vécue de parler de la finitude avec une personne rendue au bout de sa vie pour une infirmière en milieu de soins palliatifs hospitaliers semble être : *parler du mourir est une expérience délicate et ardue qui va au-delà de l'utilité de simples paroles nécessitant, à prime abord, une présence authentique, de l'ÉCOUTE, du respect et de la compassion, et ce, malgré les craintes et les peurs d'évoquer la grande faucheuse dans un milieu de travail qui ne permet pas toujours de mettre en valeur la communication avec la personne en fin de vie.*

Somme toute, les résultats de la présente étude confirment que les infirmières œuvrant en soins palliatifs hospitaliers sont très conscientes du besoin des personnes en fin de vie de communiquer au sujet de la finitude. Toutefois, par manque de temps et d'effectifs, les soins physiques prennent souvent le dessus. Les infirmières ont beaucoup de difficultés à accepter cette réalité, car elle voudrait tout donner à cette clientèle si fragile afin qu'elle puisse partir dans la dignité et le respect. À cet égard, il est dommage qu'elles doivent y laisser un peu de leur santé pour y arriver.

Conclusion et recommandations

La présente étude de type phénoménologique descriptive et interprétative avait pour but de mieux comprendre l'expérience vécue d'infirmières de parler de la mort avec des personnes en fin de vie. Des principes axés sur la pratique de la communication ont été émis à titre de "toile de fond", car il n'a pas été jugé pertinent d'utiliser un cadre conceptuel, et ce, dans le but d'éviter un carcan qui risquait de restreindre la compréhension du phénomène méconnu de la pratique de la communication en lien avec le mourir. Ces principes ont servi de prémisses lors de l'utilisation de la méthodologie qualitative phénoménologique descriptive et interprétative pour étudier la perspective de l'infirmière en lien avec sa pratique de la communication avec des personnes en fin de vie.

Huit infirmières possédant de l'expérience en soins palliatifs ont participé à cette étude. Parmi les participantes, cinq détiennent un baccalauréat de base en science infirmière et les trois autres possèdent un diplôme d'une école de techniques infirmières. Une seule infirmière possède une certification en soins infirmiers palliatifs de l'Association des infirmières et infirmiers du Canada (AIIC). L'analyse interprétative phénoménologique de Smith et Osborn (2003) a été choisie pour traiter les données. Un logiciel informatique a été utilisé, soit le NVivo8. Ce logiciel de recherche a aidé à gérer, mettre en forme et donner un sens aux données recueillies.

L'analyse du verbatim des participantes a permis de dégager cinq thèmes (catégories) qui caractérisent l'expérience vécue d'infirmières de parler de la finitude avec des personnes en fin de vie. De plus, douze sous-thèmes (sous-catégories) ont émergé du verbatim des infirmières. Le premier grand thème s'intitule *"les paroles ne suffisent pas toujours"*. À travers les entrevues, le verbatim des infirmières fait état que la communication au sujet de la finitude va au-delà de simples paroles, que les petits gestes comptent pour beaucoup. Vient ensuite le deuxième thème qui se nomme *"parler de la mort : un voyage éprouvant au cœur d'un sujet sensible et délicat"*. Toute les infirmières de la présente étude font le constat que la communication en lien avec le mourir est une expérience difficile et éprouvante. En effet, elles témoignent avoir de la difficulté à trouver les bons mots pour parler de la mort avec

118

une personne en fin de vie. De plus, elles ont peur de blesser en abordant ce sujet encore tabou et délicat. Par ailleurs, les infirmières s'accordent pour dire qu'une communication efficace débute lorsque la personne en fin de vie commence à apprivoiser sa propre mort, d'où le troisième thème *"apprivoiser le mourir pour mieux en parler"*. Le thème suivant s'intitule *"manque de temps "réel" pour parler de la finitude"*. La plupart des infirmières perçoivent que le manque de temps ainsi que la lourde charge de travail influencent grandement leurs pratiques de communication avec des personnes en fin de vie. Enfin, le cinquième thème se dénomme *"choisir les bons mots pour bien accompagner en fin de vie"*. À cet égard, les infirmières ont cité plusieurs techniques de communication thérapeutiques qui leur permettent de bien accompagner les personnes dans la cinquième saison de leur vie avec les bonnes paroles.

## Recommandations pour la formation

Les résultats de la présente étude vont dans le même sens que ceux de Clarke et Ross (2006) qui constatent que la formation à l'égard de la communication entre l'infirmière et la personne en fin de vie n'est pas assez étoffée dans les programmes de soins infirmiers et qu'il aurait lieu de remanier le curriculum pour mieux outiller les étudiants. De ce fait, la chercheure recommande que les étudiants puissent effectuer un stage en milieu de soins palliatifs dans le cadre de leur programme d'étude en soins infirmiers afin d'être sensibilisés et exposés à l'expérience de côtoiement de la mort.

La chercheure suggère également d'investir dans les programmes de formation continue en milieu palliatif afin que les infirmières puissent mettre à jour leurs connaissances à l'égard de la communication au sujet de la finitude avec des personnes en fin de vie. Elle propose également de rendre cette formation accessible aux infirmières des grandes unités de soins, telles la médecine et la chirurgie, car les soins palliatifs débordent souvent sur ces unités et des personnes meurent avant de pouvoir être transférées aux soins palliatifs. Ces infirmières se retrouvent souvent dépourvues de moyens pour prodiguer des soins de qualité en fin de vie, tout particulièrement en lien avec la communication au sujet de la finitude.

Il serait pertinent que les gestionnaires puissent organiser des rencontres sur une base régulière afin de permettre aux infirmières d'échanger sur leur expérience vécue de parler du mourir avec des personnes en fin de vie. Certes, ces échanges leur permettraient de partager des pratiques de communication qui favorisent ou qui font obstacles à une communication efficace au sujet de la mort avec des personnes en fin de vie. Ainsi, elles pourraient apprendre à partir de l'expérience des autres infirmières. Ces différents moyens d'apprentissage pourraient mieux outiller les infirmières pour communiquer avec des personnes dans un contexte de fin de vie.

La chercheure recommande également de revoir le programme d'orientation des nouvelles infirmières aux soins palliatifs afin d'y inclure la communication au sujet de la mort. À l'orientation, les nouvelles infirmières pourraient recevoir une formation afin de mieux les informer sur les différentes façons d'aborder le sujet de la finitude avec une personne en fin de vie.

Recommandations pour la pratique

La chercheure est consciente qu'il n'existe pas de recette miracle pour parler de la mort avec une personne en fin de vie, car chaque personne vit le cheminement de sa mort de façon différente, selon ses valeurs et ses croyances. Toutefois, le verbatim riche en expérience de chacune des infirmières de la présente étude a permis de constater qu'elles sont mieux outillées qu'elles ne le croient pour parler de la finitude. Elles ont mentionné plusieurs approches qu'elles utilisent pour aider la personne en fin de vie à franchir les barrières de la communication en lien avec la finitude. De plus, quelques infirmières avouent observer les pratiques de communication utilisées par les infirmières plus chevronnées pour parler de la mort avec leurs patients. La chercheure suggère de continuer dans cette direction afin de parfaire leurs compétences en communication au sujet de la finitude. De plus, la chercheure s'engage à organiser et à diriger un forum de discussion afin de valoriser les moyens utilisés par les infirmières de la présente étude pour parler de la finitude avec leurs patients, car elles en font déjà beaucoup, mais elles n'en sont pas nettement conscientes.

Recommandations pour la gestion

La chercheure est consciente que les gestionnaires de soins sont confrontés à des défis de taille dans l'organisation de la dispensation des services de soins infirmiers qui répondent aux besoins des personnes dans un contexte de fin de vie. Toutefois, la chercheure recommande aux gestionnaires de mettre en place un modèle de pratique professionnelle qui met en valeur la communication en lien avec le mourir auprès de personnes en fin de vie, et ce, afin de permettre à l'infirmière de jouer pleinement son rôle. Pour ce faire, elle invite les gestionnaires à revoir l'organisation du département de soins palliatifs à l'égard de la dotation du personnel, la charge de travail et des ressources afin d'offrir un environnement de travail favorable à la communication au sujet de la finitude avec des personnes en fin de vie. Certes, l'ajout de personnel afin d'alléger la charge de travail "physique" de l'infirmière lui donnerait davantage de temps pour favoriser un climat de confiance avec la personne en fin de vie, et ce, dans le but de démontrer une meilleure disponibilité et une ouverture à la communication au sujet du mourir.

De plus, certaines infirmières de la présente étude suggèrent de mettre en place des sessions de débriefing, de façon individuelle ou en groupe, pour les infirmières qui ont vécu des situations éprouvantes dans un contexte de fin de vie afin qu'elles puissent exprimer leurs émotions, tant positives que négatives.

Recommandations pour la recherche

Cette étude contribue à l'accroissement des connaissances de l'expérience vécue d'infirmières de communiquer au sujet de la finitude avec des personnes en fin de vie dans un contexte de soins palliatifs hospitaliers. Néanmoins, les résultats de la présente étude proposent des pistes pour d'autres recherches sur le sujet. Dans un premier temps, la chercheure recommande de reprendre la présente étude auprès des familles (conjoints, enfants, fratrie) des personnes en fin de vie, à savoir l'expérience vécue d'infirmières de communiquer au sujet de la finitude avec les familles de personnes en fin de vie en milieu de soins palliatifs hospitaliers. En second lieu, la même recherche pourrait être effectuée auprès d'une population différente de professionnels de la santé, ou encore à une population d'infirmières œuvrant dans différents milieux, tel qu'à l'extra-mural (soins infirmiers à domicile) et qui prodiguent des soins en fin de vie. Par ailleurs, il serait pertinent d'explorer les perceptions des familles des personnes en fin de vie à l'égard des soins offerts par les infirmières en milieu de soins palliatifs afin de mieux comprendre la relation qui existe entre les deux. Par ailleurs, la chercheure recommande également d'explorer davantage le thème « *Un rôle partagé* » dans la communication à l'égard de la finitude avec une personne rendue au bout de sa vie, car aucune recherche recensée dans la présente étude ne fait référence à ce phénomène. Enfin, à des fins de comparaison, il serait intéressant de conduire une étude similaire dans différents milieux palliatifs hospitaliers au Nouveau-Brunswick ainsi que dans d'autres provinces canadiennes.

Références

Association canadienne des soins palliatifs (2007). *Documentation à l'intention des médias : dossier de presse.* [En ligne]. Ottawa, Canada. Consulté le 18 janvier 2012. Disponible : http://www.living-lessons.org/francais/main/hospice.asp

Association canadienne des soins palliatifs (2012). *Que sont les soins palliatifs?* Ottawa, Canada. [En ligne]. Consulté le 17 février 2011. Disponible: http://acsp.net/adiants-naturels/questions-fr%C3%A9quentes.aspx

Bonneville, L., Grosjean, S. & Lagacé, M. (2007). *Introduction aux méthodes de recherche en communication.* Montréal : Les Éditions de la Chenelière.

Brown, R.F., Bylund, C.L., Kline, N., De La Cruz, A., Solan, J., Gueguen, J., Eddington, J., Kissane, D. & Passik, S. (2009). Identifying and responding to depression in adult cancer patients. *Cancer Nursing, 32* (3), 1-6.

Buckman, R. (2005). *I don't know what to say : How to help and support someone who is dying.* Toronto: Key Porter Books Limited.

Buirski, P. & Haglund, P. (2001). *Making sense together: The intersubjective approach to psychotherapy.* Northwale NJ: Jason Aronson.

Burnard, P. (1991). A method of analysing interview transcripts in qualitative research. *Nurse Education Today, 11* (6), 461-466.

Burnard, P. (1996). Teaching the analysis of textual data: an experience approach. *Nurse Education today, 16* (4), 278-281.

Bushinski, R.L. & Cummings, K.M. (2007). Practices of effective end-of-life communication between nurses and patients/families in two care settings. *Creative Nursing, 3,* 9-12.

Clarke, A. & Ross, H. (2006). Influences on nurses'communications with older people at the end of life: Perceptions and experiences of nurses working in palliative care and general medicine. *International Journal of Older People Nursing, 1*, 34-43.

Copp, G., Caldwell, K., Atwal, A., Brett-Richards, M. & Coleman, K. (2007). Preparation for cancer care: Perceptions of newly qualified health care professionals. *European Journal of Oncology Nursing, 11*, 159-167.

Costello, J. (2001). Nursing older dying patients: Findings from an ethnographic study of death and dying in elderly care wards. *Journal of Advanced Nursing, 35* (1), 59-68.

Creswell, J.W. (1998). *Qualitative inquiry and research design: Choosing among five traditions.* Thousand Oaks, CA: Sage.

Davison, S.N. (2010). End-of-life preferences and needs: Perceptions of patients with chronic kidney disease. *Clinical Journal of the American Society of Nephrology,5* (2), 195-204.

Davis, S., Kristjanson, L.J. & Blight, J. (2003). Communicating with families of patients in an acute hospital with advanced cancer. *Cancer Nursing, 26* (5), 337-345.

Dea Moore, C. (2005). Communication issues and advance care planning. *Seminars in Oncology Nursing, 21* (1), 11-19.

Debout, C. (2007). Entre savoirs et connaissance scientifique, quelle place pour la recherche en soins infirmiers? *Soins, 717*, 30-33.

DeVito, J.A., Chassé, G., & Vezeau, C. (2008). *La communication interpersonnelle: Sophie, Martin, Paul et les autres - 2^e édition*. Saint-Laurent, Québec: Éditions du renouveau pédagogique.

Dunne, K. & Sullivan, K. (2000). Family experiences of palliative care in the acute hospital setting. *International Journal of Palliative Care, 6* (4), 170-178.

Egan, G. (2005*). Communication dans la relation d'aide*. (2^e édition). Québec: Groupe Beauchemin.

Eues, S.K. (2007). End-of-life care: improving quality of life at the end of life. *Professional Case Management, 12* (6), 339-344.

Ferrell, B., Virani, R., Grant, M., Coyne, P. & Uman, G. (2000). Dignity in dying. *Nursing Management, 31* (9), 53-57.

Fillion, L., Fortier, M. & Goupil, R. L. (2005). Educational needs of palliative care nurses in Quebec. *Journal of Palliative Care, 21*, 12-18.

Fortin, M.-F. (2010). *Fondements et étapes du processus de recherche : Méthodes quantitatives et qualitatives*. (2^e édition). Montréal : Chenelière Éducation.

Garneau, J. (2001). La mort : Un défi de la vie. *La lettre du psy, 5* (9), 1-8.

Gohier, C. (2004). De la démarcation entre critères d'ordre scientifique et d'ordre éthique en recherche interprétative. *Recherches qualitatives, 24*, 3-17.

Hansen, J.T. (2004). Thoughts on knowing : Epistemic implications of counseling practice. *Journal of Counseling & Development, 82*, 131-138.

Heiddeger, M. (1996). *Being and time: a translation of Sein und Zeit / Martin Heidegger; translated by Joan Stambaugh*. Albany: State University of New York Press.

Husserl, E (1970). *L'idée de la phénoménologie: cinq leçons / Edmund Husserl; trad. de l'allemand par Alexandre Lowit*. Paris: Presses universitaires de France.

Johnston, B. & Smith, L.N. (2006). Nurses' and patients' perceptions of expert palliative nursing care. *Journal of Advanced Nursing, 54* (6), 700-709.

Langsdorf, L. (1994). Why phenomenology in communication research? *Human Studies, 17*, 1-8.

Malloy, P., Virani, R., Kelly, K. & Munévar, C. (2010). Beyond bad news: Communication skills of nurses in palliative care. *Journal of hospice and palliative nursing, 12* (3), 166-174.

Manning, K. (1997). Anthenticity in constructivist inquiry: Methodological considerations without prescription. *Qualitative Inquiry, 3* (93), 93-115.

McDonnell, M., Johnston, G., Gallagher, A.G. & McGlade, K. (2002). Palliative care in district general hospital: The nurse's perspective. *International Journal of Palliative Nursing, 8* (4), 169-175.

McIlfatrick, S. (2006). Assessing palliative care needs: Views of patients, informal carers and healthcare professionals. *Journal of Advanced Nursing, 57* (1), 77-86.

Miles, M.B. & Huberman, A.M. (1994). *Qualitative data analysis an expanded sourcebook*. (2dn edition). Sage publications: Tousand Oaks, CA.

Miller, K. (2005). *Communication theories: Perspectives, processes and contexts. (2nd edition)* New-York: The McGraw-Hill companies.

Morrow, S.L. (2005). Quality and trustworthiness in qualitative research in counseling psychology. *Journal of Counseling Psychology, 52* (2), 250-260.

Morse J.M. (2000). Determining sample size. *Qualitative Health Research, 10* (1), 3-5.

O'Hara, A., Byron, S. & Moriarty, D. (2007). Macmillan nurse facilitators: Conducting a training needs assessment for district nurses. *International Journal of Palliative Nursing, 13* (12), 598-604.

Orange, D.M., Atwood, G.E. & Stolorow, R.D. (1997). *Working intersubjectivity: Contextualism in psychoanalytic practice*. Hillsdale, NJ: The Analytic Press.

Organisation mondiale de la santé (2011). *WHO Definition of Palliative Care*. Genève, Suisse. [En ligne]. Consulté le 17 février 2011. Disponible : http://www.who.int/cancer/palliative/definition/en/

Phaneuf, M. (2002). *Communication, entretien, relation d'aide et validation*. Montréal: Les Éditions de la Chenelière Inc./McGraw-Hill.

Pilotta, J.J. & Mickunas, A. (1990). *Science of Communication: Its Phenomenological Foundation*. Hillsdale NJ: Lawrence Erlbaum Associates.

Ponterotto, J.G. (2005). Qualitative research in counselling psychology: A primer on research paradigms and philosophy of science. *Journal of Counseling psychology, 52* (2), 126-136.

Potera, C. (2010). End-of-life care still falls short. *The American Journal of Nursing, 110* (4), 14.

Potter, P.A., & Perry, A.G. (2010). *Soins infirmiers - Fondements généraux (3ᵉ édition, Tome 1).* Québec : Chenelière Éducation.

Poupart, J., Deslauriers, J.-P., Groulx, L.-H., Laperrière, A., Mayer, R. & Pires, A.P. (1997). *La recherche qualitative. Enjeux épistémologiques et méthodologiques.* Boucherville : Gaëtan Morin.

QSR International (2008). *NVivo 8: Guide de démarrage rapide.* Maine, États-Unis. [Enligne].Disponible :http://download.qsrinternational.com/Document/NVivo8 /French/NVivo8-Getting-Started-Guide.pdf

Rio-Valle, J.S., Caro, M.P.G., Juarez, R.M., Pena, D.P., Vinuesa, A.M., Pappous, A. & Quintana, F.C. (2009). Bad news for the patient and the family? The worst part of being a health care professional. *Journal of Palliative Care, 25* (3), 191-196.

Rogers, A., Karlsen, S. & Addington-Hall, J. (2000). "All the services were excellent. It is when the human element comes in that things go wrong": Dissatisfaction with hospital care in the last year of life. *Journal of Advanced Nursing, 31* (4), 768-774.

Santé Canada (2009). *Soins palliatifs et de fin de vie*. Ottawa, Canada. [En ligne]. Consulté le 17 février 2011. Disponible : http://www.hc-sc.gc.ca/hcs-sss/palliat/index-fra.php.

Schuster, P.M. & Nykolyn, L. (2010). *Communication for nurses: How to prevent harmful events and promote patient safety*. Philadelphia: F.A. Davis company.

Schwandt, T.A. (1994). Constructivist, interpretivist approaches to human inquiry. In Denzin, N.K. & Lincoln, Y.S. (Eds.). *Handbook of qualitative research* (pp. 11-137). Thousand Oaks, CA: Sage.

Schwandt, T.A. (2000). Three epistemological stances for qualitative inquiry: Interpretivism, hermeneutics, and social constructionism. In Denzin, N.K. & Lincoln, Y.S. (Eds.). *Handbook of qualitative research* (2nd ed., pp. 189-213). Thousand Oaks, CA: Sage.

Sciarra, D. (1999). The role of the qualitative researcher. In Kopala, M. & Suzuki, L.A. (Eds.). *Using qualitative methods in psychology* (pp. 37-48). Thousand Oaks, Ca: Sage.

Smith, J.A. & Osborn, M. (2003). Interpretative phenomenological analysis. In Smith, J.A., (Ed.). *Qualitative psychology: A practical guide to research methods*. (pp. 51-80). London: Sage.

Steinhauser, K.E., Clipp, E.C., McNeilly, M., Christakis, N.A., McIntyre, L.M. & Tulsky, J.A. (2000a). In search of a good death : Observations of patients, families and providers. *Annals of Internal Medicine, 132* (10), 825-832.

Steinhauser, K.E., Christakis, N.A., Clipp, E.C., McNeilly, M., McIntyre, L. & Tulsky, J.A. (2000b). Factors considered important at the end of life by patients, family, physicians and other care providers. *Journal of the American Medical Association, 284* (19), 2476- 2482.

Streubert S., H.J. & Carpenter R., D. (2007). *Qualitative Research in Nursing: Advancing the Humanistic Imperative.* (4ᵗʰ edition). Philadelphia PA: Lippincott Williams & Wilkins.

Teno, J.M., Clarridge, B., Casey, V., Edgman-Levitan, D., & Fowler, J. (2001). Validation of toolkit after death bereaved family member interview. *Journal of Pain and Symptom Management, 22* (3), 752-758.

Vachon (2010). *Vivre au chevet de la mort: Une analyse phénoménologique et interprétative de l'expérience spirituelle et existentielle d'infirmières qui accompagnent des patients en fin de vie.* Mémoire inédit. Montréal : Université de Montréal.

Warise, L. & Green, A. (2008). Determining perceived learning needs of newly employed pediatric oncology registered nurses. *Journal for Nurses in Staff Development, 24* (2), 69-74.

White, K.R., Coyne, P.J. & Patel, U.B. (2001). Are nurses adequately prepared for end-of-life care? *Journal of Nursing Scholarship, 33* (2), 147-151.

Whittaker, E., Kernohan, W.G., Hasson, F., Howard, V. & McLaughlin, D. (2006). The palliative care education needs of nursing home staff. *Nurse Education Today, 26*, 501-510.

Widger, K. & Picot, C. (2008). Parents' perceptions of the quality of pediatric and perinatal end-of-life care. *Pediatric Nursing*, 34 (1), 53-58.

Wilkinson, S., Perry, R. & Blanchard, K. (2008). Effectiveness of a three-day communication skills course in changing nurses'communication skills with cancer/palliative care patients: a randomised controlled trial. *Palliative Medicine*, 22, 365-375.

Zapka, J.G., Hennessy, W., Carter, R.E. & Amella, E.J. (2006). End-of-life communication and hospital pilot. *Journal of Cardiovascular Nursing, 21* (3), 223-231.

Zerwekh, J.V. (2010). *Être infirmier en soins palliatifs: Accompagner le patient en fin de vie et sa famille*. Bruxelles : Groupe De Boeck.

Appendice A

Tableau 1 : Résumé des recherches portant sur les besoins psychosociaux
des personnes en fin de vie

Tableau 1

*Résumé des recherches portant sur les besoins psychosociaux des personnes en fin de vie*

| Auteurs | Devis | Échantillon | Variables/ concepts/buts Instruments/ outils | Principaux résultats |
|---|---|---|---|---|
| Steinhauser, Clipp, McNeilly, Christakis, McIntyre & Tulsky (2000a) | Étude descriptive qualitative | -Infirmières (n=27) -Travailleurs sociaux (n=10) -Membres du clergé (n=6) -Bénévoles (n=8) -Médecins (n=6) -Patients (n=14) -Membres de famille (n=4) | **But :** Décrire les composantes essentielles d'une mort sereine et paisible. **Outils :** Questionnaire-entrevue semi-structuré avec groupe focus | Les participants ont identifié six composantes essentielles : 1. La gestion de la douleur 2. Les décisions éclairées **3. La préparation à la mort** 4. L'importance de la spiritualité 5. La contribution au bien-être des autres 6. La globalité de la personne en fin de vie |

| McIlfatrick (2006) | Étude descriptive qualitative | -Patients (n=24) -Professionnels de la santé (n=59) | **But** : Évaluer les besoins en soins palliatifs d'une population adulte soignée par des professionnels de la santé en Irlande du point du vue des patients et des professionnels de la santé. **Outils** : Entrevues semi-structurées, groupe focus | Difficultés rencontrées (chez les professionnels): 1. définir les soins palliatifs 2. **communiquer et échanger de l'information** 3. **coordination des soins** Difficultés rencontrées (chez les patients) : 1. **soutien psychosocial** 2. besoin financier 3. besoin d'information et de participer aux décisions |
| --- | --- | --- | --- | --- |

| Johnston & Smith (2006) | Étude descriptive qualitative | -Infirmières (n=22) -Patients (n=22) | **But** : Explorer la perception des patients et des infirmières en soins palliatifs et le concept des soins palliatifs experts. **Outils** : Entrevues semi-structurées | Le patient : 1. désir maintenir son indépendance et le contrôle de sa santé L'infirmière : 1. **problème à communiquer avec le patient** 2. **difficulté à établir relation thérapeutique** 3. difficulté avec le contrôle de la douleur et des symptômes |
|---|---|---|---|---|

Appendice B

Tableau 2 : Résumé des recherches portant sur les besoins en communication de
l'infirmière

Tableau 2

*Résumé des recherches portant sur les besoins en communication de l'infirmière*

| Auteurs | Devis | Échantillon | Variables/ concepts/buts Instruments/ outils | Principaux résultats |
|---------|-------|-------------|---------|------------|
| Warise & Green (2008) | Étude descriptive mixte | -Infirmières nouvellement embauchées en soins palliatifs pédiatriques (n=27) | **But** : Déterminer les besoins d'apprentissage perçus par les nouvelles infirmières embauchées en soins palliatifs pédiatriques et de les comparer avec les infirmières d'expérience. **Outils** : Questionnaire avec questions ouvertes et un questionnaire avec l'échelle de Likert | La **communication** avec la personne soignée et sa famille ressortait comme un **besoin prioritaire** chez 68% des infirmières novices et chez 51% des infirmières d'expérience. |

| O'Hara, Byron & Moriarty (2007) | Étude descriptive quantitative | -Infirmières (n=210) | **But :** Évaluer les besoins en formation des infirmières afin d'élaborer un programme d'éducation en soins palliatifs **Outils** : Questionnaire envoyé par la poste | La **communication** avec le patient est le besoin le plus prioritaire chez les infirmières. |
|---|---|---|---|---|
| Fillion, Fortier & Goupil (2005) | Étude descriptive quantitative corrélation- nelle | Infirmières en soins palliatifs (n=197) | **But :** Évaluer les préférences éducationnelles des infirmières en soins palliatifs œuvrant dans les hôpitaux et les CLSC; décrire les relations entre les besoins de formation, la détresse psychologique et le sentiment d'efficacité personnelle. | La **communication** avec le patient est le besoin le plus prioritaire chez les infirmières. |

| | | | Outils :<br>Questionnaire<br>envoyé par la<br>poste | |
|---|---|---|---|---|
| Ferrel,<br>Virani,<br>Grant,<br>Coyne &<br>Uman<br>(2000) | Étude<br>descriptive<br>quantitative | -Infirmières<br>(n=2333) | **But :** Explorer les<br>barrières qui<br>empêchent de<br>prodiguer des<br>soins palliatifs de<br>qualité.<br>**Outils :**<br>Questionnaire<br>envoyé par la<br>poste | **11%** des infirmières<br>se sentaient bien<br>préparées et<br>éduquées pour<br>communiquer avec<br>les patients en fin de<br>vie. |
| McDonnell,<br>Johnston,<br>Gallagher &<br>McGlade<br>(2002) | Étude<br>descriptive<br>quantitative | -Infirmières<br>(n=263) | **But** : Explorer la<br>perception des<br>infirmières à<br>l'égard des soins<br>palliatifs<br>prodigués en<br>milieu hospitalier.<br>**Outils :**<br>Questionnaire<br>envoyé par la<br>poste | Les résultats sont les<br>suivants :<br>**37%** des infirmières<br>se sentent **à l'aise** de<br>parler de la mort<br>avec la personne en<br>fin de vie; **42%** des<br>infirmières<br>verbalisent avoir un<br>**manque de<br>confiance** lors de<br>discussion avec les |

| | | | | personnes en fin de vie; **69%** verbalise **ne pas avoir le temps** de parler avec la personne en fin de vie |
|---|---|---|---|---|

Appendice C

Tableau 3 : Résumé des recherches portant sur la pratique de la communication entre l'infirmière et la personne en fin de vie

Tableau 3

*Résumé des recherches portant sur la pratique de la communication entre*
*l'infirmière et la personne en fin de vie*

| Auteurs | Devis | Échantillon | Variables/ concepts/buts Instruments/ outils | Principaux résultats |
|---|---|---|---|---|
| Bushinski & Cummings (2007) | Étude descriptive qualitative | -Infirmières (8) | **But** : Examiner les stratégies de communication efficaces et non efficaces dans les entretiens avec des patients en fin de vie ainsi que leur famille. | **Stratégies de communication efficaces :** 1. Le soutien 2. La reformulation (technique de communication thérapeutique) 3. Le bon choix des mots 4. Les explications du médecin 5. L'exploration des émotions 6. La création d'opportunité pour parler **Stratégies de communication non efficaces :** 1. La culture |

| | | | | 2. Le manque de temps |
|---|---|---|---|---|
| | | | | 3. La collaboration pauvre du médecin |
| | | | | 4. La transmission de faux espoirs aux patients et à leur famille |
| Clarke & Ross (2006) | Étude descriptive qualitative | -Infirmières (11), infirmières étudiantes (4), employés de soutien (9) (n=24) | **But** : Explorer la perception et l'expérience des infirmières en lien avec l'écoute et la communication auprès des personnes âgées mourantes. **Outils** : Questionnaire semi-structuré avec groupe focus | **Facteurs qui influencent la communication avec des personnes âgées mourantes sont :** 1. la perception et l'expérience de l'infirmière qui communique avec cette population. 2. apprendre à communiquer avec cette population d'après l'expérience des autres |

| | | | | 3. les contraintes de temps et d'organisation, comme le privé et la culture de soin. 4. les différences perçues entre les valeurs de l'infirmière, du médecin et les familles des patients. **\*\*Tous les participants reconnaissent l'importance de la communication avec les personnes mourantes, or certaines d'entre-deux verbalisent avoir besoin d'avantage de soutien.** |
|---|---|---|---|---|

| | | | | |
|---|---|---|---|---|
| Davis, Kristjanson et Blight (2003) | Étude descriptive qualitative | -Infirmières en oncologie (n=60) | **But** : Décrire les problèmes de communication avec les familles de patients atteints d'un cancer en phase terminale.<br><br>**Outils** : Questionnaire semi-structuré avec groupe focus | -Les infirmières ont décrit les difficultés rencontrées lorsqu'elles communiquent avec le patient :<br>**1. les conflits familiaux**<br>**2. la culture**<br>**3. le langage**<br>**3. le déni**<br>**4. la dépression**<br>-Les infirmières ont décrit les effets dévastateurs qu'une mauvaise communication avec le patient et la famille leur apportaient. Elles se sentent :<br>1. **frustrées**<br>2. **stressées**<br>3. **impuissantes**<br>4. **responsables** |

Appendice D

Guide d'entrevue pour l'étude de la pratique de la communication

avec des personnes en fin de vie

**Questionnaire-entrevue pour l'étude de la pratique de la communication en lien avec le mourir auprès de personnes en fin de vie**

1. Qu'est-ce qui vous vient à l'idée quand vous pensez à votre façon de communiquer avec des personnes en fin de vie ?

   1-a) Qu'est-ce qui vous vient à l'idée quand vous pensez à votre façon de communiquer avec des personnes en fin de vie au sujet de la mort?

2. Comment voyez-vous vos pratiques de communication avec des personnes en fin de vie ?

   2-a) Comment voyez-vous vos pratiques de communication avec des personnes en fin de vie au sujet de la mort?

3. Me décririez-vous des expériences vécues concernant des pratiques efficaces de parler de la mort avec des personnes en fin de vie ?

4. Me décririez-vous des expériences concernant des communications difficiles vécues avec des personnes en fin de vie ?

   4-a) Me décririez-vous des expériences concernant des communications difficiles vécues avec des personnes en fin de vie au sujet de la mort?

5. Pouvez-vous me dire quelles pratiques de communication vous aide le mieux à parler de la mort avec des personnes en fin de vie ?

6. Qu'est-ce qui pourrait vous aider à améliorer vos pratiques de communication au sujet de la mort avec des personnes en fin de vie ?

7. Comment voyez-vous votre rôle concernant la communication au sujet de la mort avec des personnes en fin de vie dans votre unité de soin ?

8. Si vous aviez des conseils à donner à d'autres infirmières concernant le phénomène de la communication au sujet de la mort avec des personnes en fin de vie, que leur diriez-vous?

9. Qu'est-ce que vous aimeriez dire aux infirmières gestionnaires ou aux administrateurs à l'égard de la communication avec des personnes en fin de vie ?

10.Que dites-vous d'autres au sujet de la communication avec des personnes en fin de vie ?

Élaboré par Sylvette Guitard en s'appuyant des écrits de Streubert et Carpenter (2007). Validation méthodologique par Anne Charron, Professeure titulaire UMCE, Gemma Gallant, Professeure titulaire UMCM et Norma Poirier, Professeure titulaire UMCM. Validation de compréhension par Pauline Fortin, Infirmière ressource à l'unité des soins prolongés et des soins palliatifs (RSV-Zone 4), France Brousseau, Infirmière soignante en soins palliatifs (RSV-Zone 4). Questionnaire légèrement révisé suite au comité d'approbation du protocole le 7 juin 2011.

Appendice E

Formulaire de données sociodémographiques et professionnelles

# Formulaire de données sociodémographiques et professionnelles

1.  Sexe  F_____  M_____

2.  Dans quelle tranche d'âge vous situez-vous?
    -Moins de 30 ans____
    -Entre 30 et 39 ans____
    -Entre 40 et 49 ans____
    -50 ans et plus____

3.  Quel est votre état civil? _____

4.  Quelle langue utilisez-vous couramment dans votre milieu de travail?
    _____

5.  Combien d'années d'expérience avez-vous à titre d'infirmière? _____

6.  Combien d'années avez-vous à titre d'infirmière soignante en soins palliatifs?
    _____

7.  Quel est votre statut d'emploi?
    (*choisissez une seule réponse*)
    a) temps complet permanent _____
    b) temps partiel _____
    c) occasionnel _____
    d) autre, précisez _____

8.  Quand travaillez-vous à titre d'infirmière soignante en soins palliatifs?
    a) le jour seulement _____
    b) le soir seulement _____

c) la nuit seulement _____

d) sur des relais _____

e) autre, précisez _____

9. Combien d'heures par semaine travaillez-vous à titre d'infirmière soignante en soins palliatifs? _____

10. Quelle est votre formation académique en soin infirmier?

___Diplôme d'une école de techniques infirmières ou du CEGEP

___Baccalauréat de base en science infirmière

___Baccalauréat pour infirmière immatriculée

___Autre, précisez _____

11. Après avoir complété votre formation de base en science infirmière, avez-vous suivi des cours dans le domaine des soins palliatifs?

___Oui, précisez le domaine _____

___Non

12. Durant les deux dernières années, avez-vous suivi des cours en ce qui a trait à la communication avec des personnes en fin de vie?

___Oui

___Non

13. Durant les deux dernières années, avez-vous suivi des ateliers ou assisté à des conférences en ce qui concerne la communication avec des personnes en fin de vie?

___Oui

___Non

14. Suivez-vous présentement des cours dans le domaine de la science infirmière?

___Oui, précisez le type _____

___Non

Élaboré par Sylvette Guitard, le 12 avril 2011

Questionnaire légèrement révisé suite au comité d'approbation du protocole le 7 juin 2011

Appendice F

Formulaire de consentement

## Formulaire de consentement

**Chercheure principale :** Sylvette Guitard

**Promoteur du projet :** Université de Moncton

**Titre de la recherche :** Le phénomène de la pratique de la communication en lien avec le mourir auprès des personnes en fin de vie : l'expérience vécue des infirmières en soins palliatifs hospitaliers

**Déclaration de responsabilité :**

La chercheure principale est responsable du déroulement du présent projet et s'engage à respecter les engagements qui y sont énoncés.

Signature de la responsable du projet : _____

## Introduction

Nous vous proposons de participer à un projet de recherche sur votre expérience de communication en lien avec le mourir auprès des personnes en fin de vie parce que vous êtes une infirmière soignante depuis plus d'un an. De même, vous êtes active à l'unité des soins palliatifs en milieu hospitalier et travaillez en moyenne 60 heures par mois sur les relais de jour, soir et nuit. Enfin, vous êtes capable de comprendre, lire et parler le français.

155

**Buts de la recherche**

- Décrire et mieux comprendre l'expérience vécue des infirmières de parler de la mort avec des personnes en fin de vie.
- Explorer, de la perspective des infirmières, des expériences vécues concernant des pratiques qui favorisent ou non la communication efficace auprès des personnes en fin de vie.

**Nature de ma participation**

Votre participation consistera en un entretien individuel qui sera enregistré sur cassette audio et qui sera d'une durée d'environ 60 minutes. L'entretien aura lieu en dehors des heures de travail et se déroulera dans un environnement calme et paisible qui vous conviendra le mieux. Vous devrez également répondre à un questionnaire sur les données sociodémographiques et professionnelles de base (âge, état civil, années d'expérience, statut d'emploi, formation en soins infirmiers). Le temps requis pour répondre à ce questionnaire est d'environ 5 à 10 minutes.

**Avantages pouvant découler de ma participation**

Il n'y a pas d'avantages directs découlant de votre participation à cette étude. Cependant, votre participation permettra la réalisation d'une recherche dont les résultats pourraient faire avancer les connaissances sur la communication en lien avec le mourir entre l'infirmière et la personne en fin de vie.

**Inconvénients et risques pouvant découler de ma participation**

L'inconvénient principal associé à votre participation est celui de donner de votre temps pour réaliser la recherche. Il est possible que vous éprouviez un léger inconfort psychologique passager en raison du sujet de recherche.

**Plan de diffusion des résultats**

Les données recueillies seront utilisées à des fins de communication scientifique et professionnelle.

**Confidentialité des informations recueillies**

L'anonymat et la confidentialité seront préservés, dans la mesure du possible, par un code numérique et un pseudonyme pour votre entrevue. Cependant, étant donné la petitesse de notre milieu, il est possible que des lecteurs puissent vous identifier par certaines de vos données sociodémographiques et professionnelles, de même que par certains extraits de votre verbatim. Toutefois, la transcription intégrale de votre entrevue restera confidentielle et sera vue par trois personnes seulement, soit la directrice de thèse, la secrétaire archiviste et moi-même. Des parties du contenu de l'entretien seront utilisées pour la thèse et pour de futures publications dans une revue scientifique. La majorité des résultats seront traités de façon globale.

Les cassettes audio des entretiens et les autres données recueillies seront conservées de façon sécuritaire, dans un classeur fermé à clef et seule la chercheure et la directrice de thèse auront accès à ces dernières. Les cassettes seront détruites cinq ans après la fin de l'étude.

**Participation volontaire et droit de retrait**

Votre participation à la recherche est volontaire et vous êtes libre de vous retirer à tout moment. Vous avez le droit de refuser de répondre à certaines questions. En tout temps, vous pouvez poser des questions concernant le projet de recherche et concernant votre participation.

**Compensation financière**

Vous ne recevrez aucune compensation pour votre participation à cette recherche.

**Personnes à contacter**

Pour toute question ou demande d'information sur le projet, je peux communiquer avec Sylvette Guitard, enseignante clinique, Université de Moncton, Campus d'Edmundston, 165, boulevard Hébert, Edmundston, NB E3V 2S8. Je peux la contacter également par téléphone (506-737-5050 poste 5137) ou par courriel (sylvette.guitard@umce.ca).

Si vous avez des questions concernant vos droits en tant que participant à la recherche ou si vous souhaitez discuter de l'étude avec quelqu'un qui n'est pas relié à l'étude, vous pouvez communiquer avec Isabelle Dugas, coordinatrice du bureau de l'éthique pour le Réseau de santé Vitalité, 1750, promenade Sunset, Bureau B-226E, Bathurst NB E2A 4L7, 506-544-2506; courriel : isabelle.dugas@vitalitenb.ca.

Vous pouvez également communiquer avec Jean-François Thibault, Président du Comité d'éthique de la recherche avec les êtres humains (CÉR) de l'Université de Moncton, Campus de Moncton, Faculté des études supérieures et de la recherche, Moncton NB E1A 3E9, 506- 858-4310, courriel : fesr@umoncton.ca.

## Déclaration du participant

Je déclare avoir eu suffisamment d'explications sur la nature et le déroulement du projet de recherche. J'ai lu et compris les termes du présent formulaire de consentement et j'en ai reçu un exemplaire. Je reconnais avoir été informé de façon suffisante sur la nature et le motif de ma participation au projet. J'ai eu l'occasion de poser des questions auxquelles on a répondu de façon satisfaisante.

_____          _____

Signature du participant                                    Date

Nom en caractères d'imprimerie : _____

_____          _____

Signature du témoin                                          Date

Nom en caractères d'imprimerie : _____

## Déclaration du responsable de l'obtention du consentement

Je soussigné_____ certifie avoir expliqué au participant intéressé les conditions du présent formulaire, avoir répondu aux questions qu'il m'a posées à cet égard, lui avoir clairement indiqué qu'il reste, en tout temps, libre de mettre fin à sa participation au projet décrit ci-dessus.

_____          _____

Signature du responsable de l'obtention du consentement          Date

Nom en caractères d'imprimerie : _____

_____          _____

Signature du témoin                Date


Nom en caractères d'imprimerie : _____


Fait à Edmundston, le _____

Appendice G

Lettre de sollicitation pour la participation au projet de recherche

**Objet :**   Sollicitation pour participer à une étude qui porte sur l'expérience vécue des   infirmières en soins palliatifs hospitaliers du phénomène de la communication en lien avec le mourir auprès des personnes en fin de vie.

Chère infirmière,

Je suis étudiante à la maîtrise en science infirmière à l'Université de Moncton. Mon étude porte sur l'expérience vécue des infirmières en soins palliatifs à l'égard du phénomène de la communication en lien avec le mourir auprès des personnes en fin de vie. Cette étude est sous la supervision de Mme Anne Charron, professeure titulaire au secteur science infirmière de l'Université de Moncton, Campus d'Edmundston.

Le but de l'étude est de décrire et de mieux comprendre l'expérience vécue des infirmières de parler de la mort avec des personnes en fin de vie. Elle permet aussi d'explorer, de la perspective des infirmières, des expériences vécues concernant des pratiques qui favorisent ou non la communication efficace auprès des personnes en fin de vie.

**Je sollicite votre participation à cette étude. Je suis à la recherche d'infirmières qui ont au moins un an d'expérience (1 500 heures) à titre d'infirmière soignante. Vous devez être active à l'unité de soins palliatifs en milieu hospitalier et y travailler en moyenne 60 heures par mois. Enfin, vous devez être capable de comprendre, lire et parler le français.**

Votre participation consistera en un entretien individuel qui sera enregistré sur cassette audio et qui sera d'une durée d'environ 60 minutes. L'entretien aura lieu en dehors des heures de travail et se déroulera dans un environnement calme et paisible qui vous conviendra le mieux. Vous devrez également répondre à un questionnaire sur les données sociodémographiques et professionnelles de base (âge, état civil, années d'expérience, statut d'emploi, formation en soins infirmiers). Le temps requis pour répondre à ce questionnaire est d'environ 5 à 10 minutes. L'anonymat et la confidentialité seront préservés, dans la mesure du possible, par un code numérique et un pseudonyme pour votre entrevue. Cependant, étant donné la petitesse de notre milieu, il est possible que des lecteurs puissent vous identifier par certaines de vos données sociodémographiques et professionnelles, de même que par certains extraits de votre verbatim. Toutefois, la transcription intégrale de votre entrevue restera confidentielle et sera vue par trois personnes seulement, soit la directrice de thèse, la secrétaire archiviste et moi-même. Des parties du contenu de l'entretien seront utilisées pour la thèse et pour de futures publications dans une revue scientifique. La majorité des résultats seront traités de façon globale. Les cassettes audio des entretiens et les autres données recueillies seront conservées de façon sécuritaire, dans un classeur fermé à clef et seule la chercheure et la directrice de thèse auront accès à ces dernières. Les cassettes seront détruites cinq ans après la fin de l'étude.

Votre participation à la recherche est volontaire et vous êtes libre de vous retirer à tout moment. Vous pouvez me rejoindre par téléphone (740-1734) ou par courriel (sylvette.guitard@umce.ca) ou vous pouvez laisser votre nom à l'infirmière ressource ou à l'infirmière chef de l'unité des soins palliatifs qui communiquera avec moi.

Si vous démontrez un intérêt pour participer à ce projet, je communiquerai avec vous par téléphone dans les prochaines semaines. Vous aurez alors la chance de me communiquer vos préoccupations et questions.

Je vous remercie à l'avance de l'attention que vous accorderez à cette invitation. Votre participation pourrait contribuer grandement à l'avancement des soins offerts aux personnes en fin de vie.

Sylvette Guitard
Candidate à la maîtrise en science infirmière, Université de Moncton

*Note : L'utilisation du féminin sert uniquement à alléger le texte et désigne autant les hommes que les femmes.*

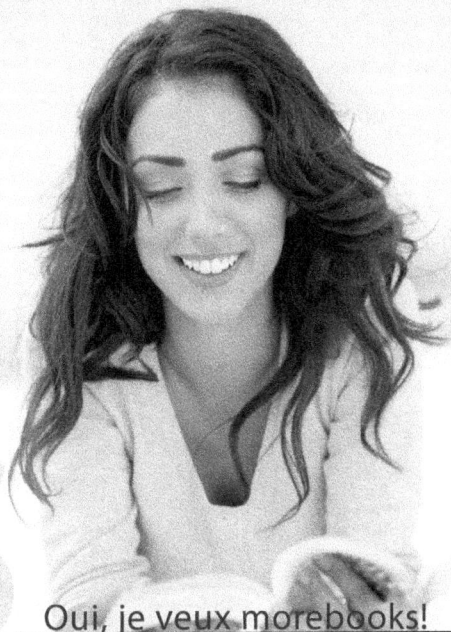

www.ingramcontent.com/pod-product-compliance
Lightning Source LLC
Chambersburg PA
CBHW021056210326
41598CB00016B/1228